# 儿童生长发育大百科

## （幼儿篇）

余晓丹  主编

U0278371

 中国人口出版社
China Population Publishing House
全国百佳出版单位

## 图书在版编目（CIP）数据

儿童生长发育大百科．幼儿篇／余晓丹主编 ．－－北京：中国人口出版社，2023.3

ISBN 978-7-5101-8116-0

Ⅰ．①儿… Ⅱ．①余… Ⅲ．①婴幼儿－哺育 Ⅳ．① R179

中国版本图书馆 CIP 数据核字（2021）第 236041 号

# 儿童生长发育大百科（幼儿篇）
## ERTONG SHENGZHANG FAYU DABAIKE（YOUERPIAN）

余晓丹　主编

| | |
|---|---|
| 责 任 编 辑 | 江　舒 |
| 策 划 编 辑 | 江　舒 |
| 装 帧 设 计 | 华兴嘉誉 |
| 责 任 印 制 | 林　鑫　王艳如 |
| 出 版 发 行 | 中国人口出版社 |
| 印　　　刷 | 北京柏力行彩印有限公司 |
| 开　　　本 | 880毫米×1230毫米　1/32 |
| 印　　　张 | 5 |
| 字　　　数 | 100千字 |
| 版　　　次 | 2023 年 3 月第 1 版 |
| 印　　　次 | 2023 年 3 月第 1 次印刷 |
| 书　　　号 | ISBN 978-7-5101-8116-0 |
| 定　　　价 | 39.80 元 |

| | |
|---|---|
| 电 子 信 箱 | rkcbs@126.com |
| 总编室电话 | （010）83519392 |
| 发行部电话 | （010）83510481 |
| 传　　　真 | （010）83538190 |
| 地　　　址 | 北京市西城区广安门南街 80 号中加大厦 |
| 邮 政 编 码 | 100054 |

# 编 委 会

主　编　余晓丹

编　委　马　骏　　王文妤　　王　静　　邓朝晖

　　　　邬宇芬　　杨　友　　陈建德　　陈文娟

　　　　张惠文　　张　磊　　张　静　　林　洁

　　　　罗丽娟　　金志娟　　姜艳蕊　　殷　蕾

　　　　殷　勇　　唐铭钰　　袁姝华　　曹　清

　　　　章依文　　焦先婷

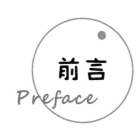

# 前言 Preface

学龄前期是儿童成长过程中的重要时期，也是儿童建立安全感和良好行为习惯的重要阶段。为保障这一时期孩子的身心健康，成人应为孩子提供均衡的营养，保证孩子拥有充足的睡眠，进行适当的锻炼，让孩子充分感受到温暖和关爱，帮助孩子养成良好的生活与卫生习惯并提高自我保护意识。

本书内容分为四个部分："查一查"，主要介绍儿童的生长监测、膳食营养以及发育里程碑，并提供了各种生长发育指标图表，可供家长查询；"学一学"，帮助家长了解如何安排儿童的饮食和运动、进行排便训练、保障充足睡眠和促进人际交流等；"要警惕"，针对这一阶段儿童疾病的识别、诊疗与居家照护，指导家长正确应对，减少疾病对儿童的影响和伤害；"不焦虑"，针对容易使家长焦虑的各种育儿与教育问题，进行了简明而实用的讲解。

最后，在本书付梓之际，我要衷心地感谢所有参与撰写及校对的专家、学者，是大家的不懈努力使得本书最终呈现出其应有的科学性、系统性及实用性。

祝福孩子们都能快快乐乐、健康成长！

余晓丹

2023 年 1 月

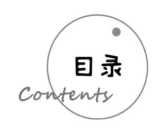

# 目录
## Contents

## •• 第3篇 要警惕 ••

## •• 第4篇 不焦虑 ••

第 1 篇

查一查

# 如何科学监测孩子的体重

体重是身体各组织、器官系统、体液的综合重量，以骨骼、内脏、体脂、体液为主要成分。体脂和体液重量易受疾病影响，故体重易波动。与其他体格生长指标相比，体重是最易获得的，是反映儿童生长与近期营养状况的重要指标。出生后第一年是出生后体重增长最快的时期，为第一个生长高峰。出生后第二年体重增加 2.5 ～ 3 千克，即 2 岁时体重可达出生体重的 4 倍（12 ～ 13 千克）左右；2 岁后至青春前期儿童体重增长减慢但较恒定，年增长 2 ～ 3 千克。

## （一）体重测量所需工具及准备工作

体重测量时婴儿取卧位，幼儿取坐位，儿童取站立位，读数并记录。

体重测量推荐使用电子磅秤，包括婴儿台秤、座椅秤或立式秤。为了保证精准度，所用的秤要求婴儿精确到 0.01 千克，幼儿精确到 0.05 千克，儿童精确到 0.1 千克。

为了保证体重测量的准确，在测之前要做好准备工作：测量前先检查秤的零点，并将其调回至零点，脱去外衣、鞋袜和帽子等，最好将尿布去除或换上干净尿布，将孩子置于秤中间。

## （二）体重的测量及注意点

测量时需注意以下几点：测量者不要接触孩子，不要让孩子接触其他物体或扭动身体，读出测量结果，记录数据，并应连续测量两次，两次测量结果相差应小于 10 克，如果大于 10 克，则需再测一次，最终结果为两次结果的平均值。

## （三）体重的监测和评估

测量最好选取空腹状态，并且最好能在同一时间测量。3～6 岁正常儿童至少每半年测量一次；生长促进儿童每 3 个月测量一次。

（1）体重水平评估。根据中国 0～18 岁儿童青少年体重百分位数值表评价体重所处的百分位水平（见表 1-1，表 1-2）。

（2）体重增长速度评估。根据中国 2～18 岁体重百分位曲线图绘制生长曲线，把儿童每次测量的体重在生长曲线图中进行描点，数次连成生长轨迹图，及时发现生长落后或偏离现象，分析寻找原因，采取措施（见图 1-1，图 1-2）。

（3）异常体重的评估。

①体重水平：

● 低体重：体重低于同年龄、同性别儿童体重正常参照值的均值减两个标准差（<-2SD）或低于第 3 百分位以下者，可能为身材矮小、营养不良或患有消耗性疾病。

● 体重过重：体重大于同年龄、同性别儿童体重正常参照值的均值加两个标准差（>+2SD）或超过第 97 百分位以上者，可能为高身材、营养失衡或疾病所致水肿等。

表1-1 0～18岁儿童青少年身高、体重百分位数值表（男）

| 年龄 | 3rd | | 10th | | 25th | |
|---|---|---|---|---|---|---|
| | 身高（厘米） | 体重（千克） | 身高（厘米） | 体重（千克） | 身高（厘米） | 体重（千克） |
| 出生 | 47.10 | 2.62 | 48.10 | 2.83 | 49.20 | 3.06 |
| 2月 | 54.60 | 4.53 | 55.90 | 4.88 | 57.20 | 5.25 |
| 4月 | 60.30 | 5.99 | 61.70 | 6.43 | 63.00 | 6.90 |
| 6月 | 64.00 | 6.80 | 65.40 | 7.28 | 66.80 | 7.80 |
| 9月 | 67.90 | 7.56 | 69.40 | 8.09 | 70.90 | 8.66 |
| 12月 | 71.50 | 8.16 | 73.10 | 8.72 | 74.70 | 9.33 |
| 15月 | 74.40 | 8.68 | 76.10 | 9.27 | 77.80 | 9.91 |
| 18月 | 76.90 | 9.19 | 78.70 | 9.81 | 80.60 | 10.48 |
| 21月 | 79.50 | 9.71 | 81.40 | 10.37 | 83.40 | 11.08 |
| 2岁 | 82.10 | 10.22 | 84.10 | 10.90 | 86.20 | 11.65 |
| 2.5岁 | 86.40 | 11.11 | 88.60 | 11.85 | 90.80 | 12.66 |
| 3岁 | 89.70 | 11.94 | 91.90 | 12.74 | 94.20 | 13.61 |
| 3.5岁 | 93.40 | 12.73 | 95.70 | 13.58 | 98.00 | 14.51 |
| 4岁 | 96.70 | 13.52 | 99.10 | 14.43 | 101.40 | 15.43 |
| 4.5岁 | 100.00 | 14.37 | 102.40 | 15.35 | 104.90 | 16.43 |
| 5岁 | 103.30 | 15.26 | 105.80 | 16.33 | 108.40 | 17.52 |
| 5.5岁 | 106.40 | 16.09 | 109.00 | 17.26 | 111.70 | 18.56 |
| 6岁 | 109.10 | 16.80 | 111.80 | 18.06 | 114.60 | 19.49 |
| 6.5岁 | 111.70 | 17.53 | 114.50 | 18.92 | 117.40 | 20.49 |
| 7岁 | 114.60 | 18.48 | 117.60 | 20.04 | 120.60 | 21.81 |
| 7.5岁 | 117.40 | 19.43 | 120.50 | 21.17 | 123.60 | 23.16 |
| 8岁 | 119.90 | 20.32 | 123.10 | 22.24 | 126.30 | 24.46 |
| 8.5岁 | 122.30 | 21.18 | 125.60 | 23.28 | 129.00 | 25.73 |
| 9岁 | 124.60 | 22.04 | 128.00 | 24.31 | 131.40 | 26.98 |
| 9.5岁 | 126.70 | 22.95 | 130.30 | 25.42 | 133.90 | 28.31 |
| 10岁 | 128.70 | 23.89 | 132.30 | 26.55 | 136.00 | 29.66 |
| 10.5岁 | 130.70 | 24.96 | 134.50 | 27.83 | 138.30 | 31.20 |
| 11岁 | 132.90 | 26.21 | 136.80 | 29.33 | 140.80 | 32.97 |
| 11.5岁 | 135.30 | 27.59 | 139.50 | 30.97 | 143.70 | 34.91 |
| 12岁 | 138.10 | 29.09 | 142.50 | 32.77 | 147.00 | 37.03 |
| 12.5岁 | 141.10 | 30.74 | 145.70 | 34.71 | 150.40 | 39.29 |
| 13岁 | 145.00 | 32.82 | 149.60 | 37.04 | 154.30 | 41.90 |
| 13.5岁 | 148.80 | 35.03 | 153.30 | 39.42 | 157.90 | 44.45 |
| 14岁 | 152.30 | 37.36 | 156.70 | 41.80 | 161.00 | 46.90 |
| 14.5岁 | 155.30 | 39.53 | 159.40 | 43.94 | 163.60 | 49.00 |
| 15岁 | 157.50 | 41.43 | 161.40 | 45.77 | 165.40 | 50.75 |
| 15.5岁 | 159.10 | 43.05 | 162.90 | 47.31 | 166.70 | 52.19 |
| 16岁 | 159.90 | 44.28 | 163.60 | 48.47 | 167.40 | 53.26 |
| 16.5岁 | 160.50 | 45.30 | 164.20 | 49.42 | 167.90 | 54.13 |
| 17岁 | 160.90 | 46.04 | 164.50 | 50.11 | 168.20 | 54.77 |
| 18岁 | 161.30 | 47.01 | 164.90 | 51.02 | 168.60 | 55.60 |

| 50th | | 75th | | 90th | | 97th | |
|---|---|---|---|---|---|---|---|
| 身高（厘米） | 体重（千克） | 身高（厘米） | 体重（千克） | 身高（厘米） | 体重（千克） | 身高（厘米） | 体重（千克） |
| 50.40 | 3.32 | 51.60 | 3.59 | 52.70 | 3.85 | 53.80 | 4.12 |
| 58.70 | 5.68 | 60.30 | 6.15 | 61.70 | 6.59 | 63.00 | 7.05 |
| 64.60 | 7.45 | 66.20 | 8.04 | 67.60 | 8.61 | 69.00 | 9.20 |
| 68.40 | 8.41 | 70.00 | 9.07 | 71.50 | 9.70 | 73.00 | 10.37 |
| 72.60 | 9.33 | 74.40 | 10.06 | 75.90 | 10.75 | 77.50 | 11.49 |
| 76.50 | 10.05 | 78.40 | 10.83 | 80.10 | 11.58 | 81.80 | 12.37 |
| 79.80 | 10.68 | 81.80 | 11.51 | 83.60 | 12.30 | 85.40 | 13.15 |
| 82.70 | 11.29 | 84.80 | 12.16 | 86.70 | 13.01 | 88.70 | 13.90 |
| 85.60 | 11.93 | 87.90 | 12.86 | 90.00 | 13.75 | 92.00 | 14.70 |
| 88.50 | 12.54 | 90.90 | 13.51 | 93.10 | 14.46 | 95.30 | 15.46 |
| 93.30 | 13.64 | 95.90 | 14.70 | 98.20 | 15.73 | 100.50 | 16.83 |
| 96.80 | 14.65 | 99.40 | 15.80 | 101.80 | 16.92 | 104.10 | 18.12 |
| 100.60 | 15.63 | 103.20 | 16.86 | 105.70 | 18.08 | 108.10 | 19.38 |
| 104.10 | 16.64 | 106.90 | 17.98 | 109.30 | 19.29 | 111.80 | 20.71 |
| 107.70 | 17.75 | 110.50 | 19.22 | 113.10 | 20.67 | 115.70 | 22.24 |
| 111.30 | 18.98 | 114.20 | 20.61 | 116.90 | 22.23 | 119.60 | 24.00 |
| 114.70 | 20.18 | 117.70 | 21.98 | 120.50 | 23.81 | 123.30 | 25.81 |
| 117.70 | 21.26 | 120.90 | 23.26 | 123.70 | 25.29 | 126.60 | 27.55 |
| 120.70 | 22.45 | 123.90 | 24.70 | 126.90 | 27.00 | 129.90 | 29.57 |
| 124.00 | 24.06 | 127.40 | 26.66 | 130.50 | 29.35 | 133.70 | 32.41 |
| 127.10 | 25.72 | 130.70 | 28.70 | 133.90 | 31.84 | 137.20 | 35.45 |
| 130.00 | 27.33 | 133.70 | 30.71 | 137.10 | 34.31 | 140.40 | 38.49 |
| 132.70 | 28.91 | 136.60 | 32.69 | 140.10 | 36.74 | 143.60 | 41.49 |
| 135.40 | 30.46 | 139.30 | 34.61 | 142.90 | 39.08 | 146.50 | 44.35 |
| 137.90 | 32.09 | 142.00 | 36.61 | 145.70 | 41.49 | 149.40 | 47.24 |
| 140.20 | 33.74 | 144.40 | 38.61 | 148.20 | 43.85 | 152.00 | 50.01 |
| 142.60 | 35.58 | 147.00 | 40.81 | 150.90 | 46.40 | 154.90 | 52.93 |
| 145.30 | 37.69 | 149.90 | 43.27 | 154.00 | 49.20 | 158.10 | 56.07 |
| 148.40 | 39.98 | 153.10 | 45.94 | 157.40 | 52.21 | 161.70 | 59.40 |
| 151.90 | 42.49 | 157.00 | 48.86 | 161.50 | 55.50 | 166.00 | 63.04 |
| 155.60 | 45.13 | 160.80 | 51.89 | 165.50 | 58.90 | 170.20 | 66.81 |
| 159.50 | 48.08 | 164.80 | 55.21 | 169.50 | 62.57 | 174.20 | 70.83 |
| 163.00 | 50.85 | 168.10 | 58.21 | 172.70 | 65.80 | 177.20 | 74.33 |
| 165.90 | 53.37 | 170.70 | 60.83 | 175.10 | 68.53 | 179.40 | 77.20 |
| 168.20 | 55.43 | 172.80 | 62.86 | 176.90 | 70.55 | 181.00 | 79.24 |
| 169.80 | 57.08 | 174.20 | 64.40 | 178.20 | 72.00 | 182.00 | 80.60 |
| 171.00 | 58.39 | 175.20 | 65.57 | 179.10 | 73.03 | 182.80 | 81.49 |
| 171.60 | 59.35 | 175.80 | 66.40 | 179.50 | 73.73 | 183.20 | 82.05 |
| 172.10 | 60.12 | 176.20 | 67.05 | 179.90 | 74.25 | 183.50 | 82.44 |
| 172.30 | 60.68 | 176.40 | 67.51 | 180.10 | 74.62 | 183.70 | 82.70 |
| 172.70 | 61.40 | 176.70 | 68.11 | 180.40 | 75.08 | 183.90 | 83.00 |

表1-2 0 ～ 18岁儿童青少年身高、体重百分位数值表（女）

| 年龄 | 3rd | | 10th | | 25th | |
|---|---|---|---|---|---|---|
| | 身高（厘米） | 体重（千克） | 身高（厘米） | 体重（千克） | 身高（厘米） | 体重（千克） |
| 出生 | 46.60 | 2.57 | 47.50 | 2.76 | 48.60 | 2.96 |
| 2月 | 53.40 | 4.21 | 54.70 | 4.50 | 56.00 | 4.82 |
| 4月 | 59.10 | 5.55 | 60.30 | 5.93 | 61.70 | 6.34 |
| 6月 | 62.50 | 6.34 | 63.90 | 6.76 | 65.20 | 7.21 |
| 9月 | 66.40 | 7.11 | 67.80 | 7.58 | 69.30 | 8.08 |
| 12月 | 70.00 | 7.70 | 71.60 | 8.20 | 73.20 | 8.74 |
| 15月 | 73.20 | 8.22 | 74.90 | 8.75 | 76.60 | 9.33 |
| 18月 | 76.00 | 8.73 | 77.70 | 9.29 | 79.50 | 9.91 |
| 21月 | 78.50 | 9.26 | 80.40 | 9.86 | 82.30 | 10.51 |
| 2岁 | 80.90 | 9.76 | 82.90 | 10.39 | 84.90 | 11.08 |
| 2.5岁 | 85.20 | 10.65 | 87.40 | 11.35 | 89.60 | 12.12 |
| 3岁 | 88.60 | 11.50 | 90.80 | 12.27 | 93.10 | 13.11 |
| 3.5岁 | 92.40 | 12.32 | 94.60 | 13.14 | 96.80 | 14.05 |
| 4岁 | 95.80 | 13.10 | 98.10 | 13.99 | 100.40 | 14.97 |
| 4.5岁 | 99.20 | 13.89 | 101.50 | 14.85 | 104.00 | 15.92 |
| 5岁 | 102.30 | 14.64 | 104.80 | 15.68 | 107.30 | 16.84 |
| 5.5岁 | 105.40 | 15.39 | 108.00 | 16.52 | 110.60 | 17.78 |
| 6岁 | 108.10 | 16.10 | 110.80 | 17.32 | 113.50 | 18.68 |
| 6.5岁 | 110.60 | 16.80 | 113.40 | 18.12 | 116.20 | 19.60 |
| 7岁 | 113.30 | 17.58 | 116.20 | 19.01 | 119.20 | 20.62 |
| 7.5岁 | 116.00 | 18.39 | 119.00 | 19.95 | 122.10 | 21.71 |
| 8岁 | 118.50 | 19.20 | 121.60 | 20.89 | 124.90 | 22.81 |
| 8.5岁 | 121.00 | 20.05 | 124.20 | 21.88 | 127.60 | 23.99 |
| 9岁 | 123.30 | 20.93 | 126.70 | 22.93 | 130.20 | 25.23 |
| 9.5岁 | 125.70 | 21.89 | 129.30 | 24.08 | 132.90 | 26.61 |
| 10岁 | 128.30 | 22.98 | 132.10 | 25.36 | 135.90 | 28.15 |
| 10.5岁 | 131.10 | 24.22 | 135.00 | 26.80 | 138.90 | 29.84 |
| 11岁 | 134.20 | 25.74 | 138.20 | 28.53 | 142.20 | 31.81 |
| 11.5岁 | 137.20 | 27.43 | 141.20 | 30.39 | 145.20 | 33.86 |
| 12岁 | 140.20 | 29.33 | 144.10 | 32.42 | 148.00 | 36.04 |
| 12.5岁 | 142.90 | 31.22 | 146.60 | 34.39 | 150.40 | 38.09 |
| 13岁 | 145.00 | 33.09 | 148.60 | 36.29 | 152.20 | 40.00 |
| 13.5岁 | 146.70 | 34.82 | 150.20 | 38.01 | 153.70 | 41.69 |
| 14岁 | 147.90 | 36.38 | 151.30 | 39.55 | 154.80 | 43.19 |
| 14.5岁 | 148.90 | 37.71 | 152.20 | 40.84 | 155.60 | 44.43 |
| 15岁 | 149.50 | 38.73 | 152.80 | 41.83 | 156.10 | 45.36 |
| 15.5岁 | 149.60 | 39.51 | 153.10 | 42.58 | 156.40 | 46.06 |
| 16岁 | 149.80 | 39.96 | 153.10 | 43.01 | 156.40 | 46.47 |
| 16.5岁 | 149.90 | 40.29 | 153.20 | 43.32 | 156.50 | 46.76 |
| 17岁 | 150.10 | 40.44 | 153.40 | 43.47 | 156.70 | 46.90 |
| 18岁 | 150.40 | 40.71 | 153.70 | 43.73 | 157.00 | 47.14 |

| 50th | | 75th | | 90th | | 97th | |
|---|---|---|---|---|---|---|---|
| 身高（厘米） | 体重（千克） | 身高（厘米） | 体重（千克） | 身高（厘米） | 体重（千克） | 身高（厘米） | 体重（千克） |
| 49.70 | 3.21 | 50.90 | 3.49 | 51.90 | 3.75 | 53.00 | 4.04 |
| 57.40 | 5.21 | 58.90 | 5.64 | 60.20 | 6.06 | 61.60 | 6.51 |
| 63.10 | 6.83 | 64.60 | 7.37 | 66.00 | 7.90 | 67.40 | 8.47 |
| 66.80 | 7.77 | 68.40 | 8.37 | 69.80 | 8.96 | 71.20 | 9.59 |
| 71.00 | 8.69 | 72.80 | 9.36 | 74.30 | 10.01 | 75.90 | 10.71 |
| 75.00 | 9.40 | 76.80 | 10.12 | 78.50 | 10.82 | 80.20 | 11.57 |
| 78.50 | 10.02 | 80.40 | 10.79 | 82.20 | 11.53 | 84.00 | 12.33 |
| 81.50 | 10.65 | 83.60 | 11.46 | 85.50 | 12.25 | 87.40 | 13.11 |
| 84.40 | 11.30 | 86.60 | 12.17 | 88.60 | 13.01 | 90.70 | 13.93 |
| 87.20 | 11.92 | 89.60 | 12.84 | 91.70 | 13.74 | 93.90 | 14.71 |
| 92.10 | 13.05 | 94.60 | 14.07 | 97.00 | 15.08 | 99.30 | 16.16 |
| 95.60 | 14.13 | 98.20 | 15.25 | 100.50 | 16.36 | 102.90 | 17.55 |
| 99.40 | 15.16 | 102.00 | 16.38 | 104.40 | 17.59 | 106.80 | 18.89 |
| 103.10 | 16.17 | 105.70 | 17.50 | 108.20 | 18.81 | 110.60 | 20.24 |
| 106.70 | 17.22 | 109.50 | 18.66 | 112.10 | 20.10 | 114.70 | 21.67 |
| 110.20 | 18.26 | 113.10 | 19.83 | 115.70 | 21.41 | 118.40 | 23.14 |
| 113.50 | 19.33 | 116.50 | 21.06 | 119.30 | 22.81 | 122.00 | 24.72 |
| 116.60 | 20.37 | 119.70 | 22.27 | 122.50 | 24.19 | 125.40 | 26.30 |
| 119.40 | 21.44 | 122.70 | 23.51 | 125.60 | 25.62 | 128.60 | 27.96 |
| 122.50 | 22.64 | 125.90 | 24.94 | 129.00 | 27.28 | 132.10 | 29.89 |
| 125.60 | 23.93 | 129.10 | 26.48 | 132.30 | 29.08 | 135.50 | 32.01 |
| 128.50 | 25.25 | 132.10 | 28.05 | 135.40 | 30.95 | 138.70 | 34.23 |
| 131.30 | 26.67 | 135.10 | 29.77 | 138.50 | 33.00 | 141.90 | 36.69 |
| 134.10 | 28.19 | 138.00 | 31.63 | 141.60 | 35.26 | 145.10 | 39.41 |
| 137.00 | 29.87 | 141.10 | 33.72 | 144.80 | 37.79 | 148.50 | 42.51 |
| 140.10 | 31.76 | 144.40 | 36.05 | 148.20 | 40.63 | 152.00 | 45.97 |
| 143.30 | 33.80 | 147.70 | 38.53 | 151.60 | 43.61 | 155.60 | 49.59 |
| 146.60 | 36.10 | 151.10 | 41.24 | 155.20 | 46.78 | 159.20 | 53.33 |
| 149.70 | 38.40 | 154.10 | 43.85 | 158.20 | 49.73 | 162.10 | 56.67 |
| 152.40 | 40.77 | 156.70 | 46.42 | 160.70 | 52.49 | 164.50 | 59.64 |
| 154.60 | 42.89 | 158.80 | 48.60 | 162.60 | 54.71 | 166.30 | 61.86 |
| 156.30 | 44.79 | 160.30 | 50.45 | 164.00 | 56.46 | 167.60 | 63.45 |
| 157.60 | 46.42 | 161.60 | 51.97 | 165.10 | 57.81 | 168.60 | 64.55 |
| 158.60 | 47.83 | 162.40 | 53.23 | 165.90 | 58.88 | 169.30 | 65.36 |
| 159.40 | 48.97 | 163.10 | 54.23 | 166.50 | 59.70 | 169.80 | 65.93 |
| 159.80 | 49.82 | 163.50 | 54.96 | 166.80 | 60.28 | 170.10 | 66.30 |
| 160.00 | 50.45 | 163.80 | 55.49 | 167.10 | 60.69 | 170.30 | 66.55 |
| 160.10 | 50.81 | 163.80 | 55.79 | 167.10 | 60.91 | 170.30 | 66.69 |
| 160.20 | 51.07 | 163.80 | 56.01 | 167.10 | 61.07 | 170.40 | 66.78 |
| 160.30 | 51.20 | 164.00 | 56.11 | 167.30 | 61.15 | 170.50 | 66.82 |
| 160.60 | 51.41 | 164.20 | 56.28 | 167.50 | 61.28 | 170.70 | 66.89 |

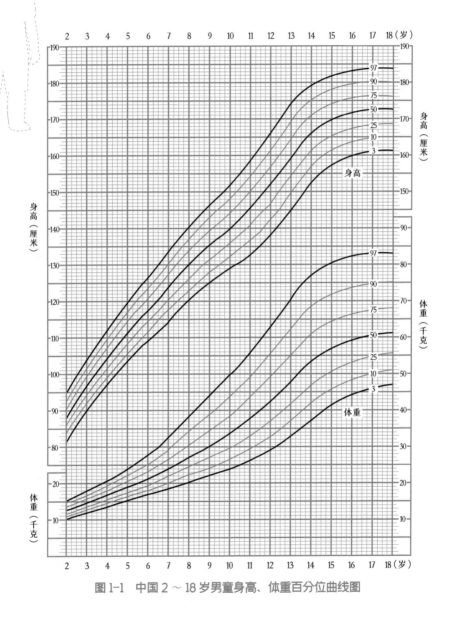

图1-1　中国2～18岁男童身高、体重百分位曲线图

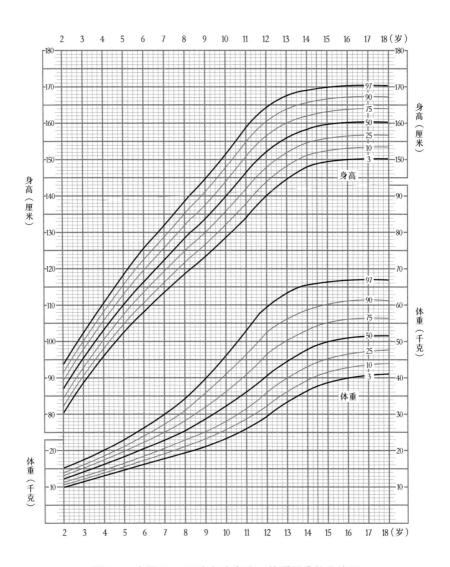

图 1-2 中国 2 ~ 18 岁女童身高、体重百分位曲线图

②体重增长速度：

● 正常：在生长曲线同一等级线，或在 2 条主百分位线内波动。

● 体重增长缓慢：体重曲线向下偏离超过 2 条主要体重百分位曲线或生长速度小于同年龄生长速度的低值。

## （四）超重 / 肥胖的评估

超重或肥胖是由于多种原因引起的脂肪成分过多且超过正常人平均量的病理状态。

（1）评价指标。

● 体重 / 身高评价：常用于 <2 岁的儿童，若体重 / 身高在 P85th ～ P97th 为超重，≥ P97th 为肥胖。

● 体质指数：BMI，是指体重（千克）/ 身高（米）的平方，国际上推荐 BMI 作为评价儿童和青少年肥胖首选指标。采用 BMI 值可跟踪 2 岁到成人期整个生命周期的身体变化，因此 BMI 常用于筛查儿童和青少年是否超重。婴儿 BMI 值增加快，学龄前下降，4 ～ 6 岁为最低；然后上升逐渐达成人水平。

（2）评价方法。

可参考 2007 年世界卫生组织儿童 BMI 指数的均值和标准差（见表 1-3，表 1-4）评价儿童 BMI 所处的水平。

**表1-3** 3～6岁男童BMI指数标准

| 年龄 | 男童 | | | |
|---|---|---|---|---|
| | 均数 | 超重 +1SD | 轻度肥胖 +2SD | 中重肥胖 +3SD |
| 3岁 | 15.60 | 16.90 | 18.40 | 20.00 |
| 3岁1个月 | 15.60 | 16.80 | 18.30 | 19.90 |
| 3岁2个月 | 15.50 | 16.80 | 18.30 | 19.90 |
| 3岁3个月 | 15.50 | 16.80 | 18.30 | 19.90 |
| 3岁4个月 | 15.50 | 16.80 | 18.20 | 19.90 |
| 3岁5个月 | 15.50 | 16.80 | 18.20 | 19.90 |
| 3岁6个月 | 15.40 | 16.80 | 18.20 | 19.80 |
| 3岁7个月 | 15.40 | 16.70 | 18.20 | 19.80 |
| 3岁8个月 | 15.40 | 16.70 | 18.20 | 19.80 |
| 3岁9个月 | 15.40 | 16.70 | 18.20 | 19.80 |
| 3岁10个月 | 15.40 | 16.70 | 18.20 | 19.80 |
| 3岁11个月 | 15.30 | 16.70 | 18.20 | 19.90 |
| 4岁 | 15.30 | 16.70 | 18.20 | 19.90 |
| 4岁1个月 | 15.30 | 16.70 | 18.20 | 19.90 |
| 4岁2个月 | 15.30 | 16.70 | 18.20 | 19.90 |
| 4岁3个月 | 15.30 | 16.60 | 18.20 | 19.90 |
| 4岁4个月 | 15.30 | 16.60 | 18.20 | 19.90 |
| 4岁5个月 | 15.30 | 16.60 | 18.20 | 20.00 |
| 4岁6个月 | 15.30 | 16.60 | 18.20 | 20.00 |
| 4岁7个月 | 15.20 | 16.60 | 18.20 | 20.00 |
| 4岁8个月 | 15.20 | 16.60 | 18.20 | 20.10 |
| 4岁9个月 | 15.20 | 16.60 | 18.20 | 20.10 |
| 4岁10个月 | 15.20 | 16.60 | 18.30 | 20.20 |
| 4岁11个月 | 15.20 | 16.60 | 18.30 | 20.20 |
| 5岁 | 15.20 | 16.60 | 18.30 | 20.30 |
| 5岁1个月 | 15.26 | 16.65 | 18.26 | 20.17 |
| 5岁2个月 | 15.26 | 16.65 | 18.27 | 20.20 |
| 5岁3个月 | 15.26 | 16.65 | 18.29 | 20.24 |
| 5岁4个月 | 15.26 | 16.66 | 18.31 | 20.28 |
| 5岁5个月 | 15.26 | 16.67 | 18.33 | 20.32 |
| 5岁6个月 | 15.26 | 16.68 | 18.35 | 20.37 |

| 年龄 | 男 童 | | | |
|---|---|---|---|---|
| | 均数 | 超重 +1SD | 轻度肥胖 +2SD | 中重肥胖 +3SD |
| 5岁7个月 | 15.27 | 16.69 | 18.37 | 20.41 |
| 5岁8个月 | 15.27 | 16.70 | 18.40 | 20.46 |
| 5岁9个月 | 15.28 | 16.71 | 18.43 | 20.52 |
| 5岁10个月 | 15.29 | 16.73 | 18.46 | 20.57 |
| 5岁11个月 | 15.30 | 16.74 | 18.49 | 20.63 |
| 6岁 | 15.31 | 16.76 | 18.52 | 20.69 |
| 6岁1个月 | 15.32 | 16.68 | 18.55 | 20.75 |
| 6岁2个月 | 15.33 | 16.80 | 18.59 | 20.82 |
| 6岁3个月 | 15.34 | 16.82 | 18.63 | 20.88 |
| 6岁4个月 | 15.35 | 16.84 | 18.67 | 20.95 |
| 6岁5个月 | 15.37 | 16.86 | 18.70 | 21.02 |
| 6岁6个月 | 15.38 | 16.89 | 18.75 | 21.10 |
| 6岁7个月 | 15.40 | 16.91 | 18.79 | 20.17 |
| 6岁8个月 | 15.41 | 16.94 | 18.83 | 21.25 |
| 6岁9个月 | 15.43 | 16.96 | 18.88 | 21.33 |
| 6岁10个月 | 15.45 | 16.99 | 18.92 | 21.41 |
| 6岁11个月 | 15.47 | 17.02 | 18.97 | 21.50 |

**表1-4** 0～3岁女童 BMI 指数标准

| 年龄 | 女 童 | | | |
|---|---|---|---|---|
| | 均数 | 超重 +1SD | 轻度肥胖 +2SD | 中重肥胖 +3SD |
| 3岁 | 15.40 | 16.80 | 18.40 | 20.30 |
| 3岁1个月 | 15.40 | 16.80 | 18.40 | 20.30 |
| 3岁2个月 | 15.40 | 16.80 | 18.40 | 20.30 |
| 3岁3个月 | 15.40 | 16.80 | 18.40 | 20.30 |
| 3岁4个月 | 15.30 | 16.80 | 18.40 | 20.30 |
| 3岁5个月 | 15.30 | 16.80 | 18.40 | 20.30 |
| 3岁6个月 | 15.30 | 16.80 | 18.40 | 20.40 |
| 3岁7个月 | 15.30 | 16.80 | 18.40 | 20.40 |
| 3岁8个月 | 15.30 | 16.80 | 18.40 | 20.40 |

续表

| 年龄 | 女　童 | | | |
|---|---|---|---|---|
| | 均数 | 超重 +1SD | 轻度肥胖 +2SD | 中重肥胖 +3SD |
| 3 岁 9 个月 | 15.30 | 16.80 | 18.50 | 20.40 |
| 3 岁 10 个月 | 15.30 | 16.80 | 18.50 | 20.50 |
| 3 岁 11 个月 | 15.30 | 16.80 | 18.50 | 20.50 |
| 4 岁 | 15.30 | 16.80 | 18.50 | 20.50 |
| 4 岁 1 个月 | 15.30 | 16.80 | 18.50 | 20.60 |
| 4 岁 2 个月 | 15.30 | 16.80 | 18.60 | 20.70 |
| 4 岁 3 个月 | 15.30 | 16.80 | 18.60 | 20.70 |
| 4 岁 4 个月 | 15.30 | 16.80 | 18.60 | 20.70 |
| 4 岁 5 个月 | 15.30 | 16.80 | 18.60 | 20.80 |
| 4 岁 6 个月 | 15.30 | 16.80 | 18.70 | 20.80 |
| 4 岁 7 个月 | 15.30 | 16.80 | 18.70 | 20.90 |
| 4 岁 8 个月 | 15.30 | 16.80 | 18.70 | 20.90 |
| 4 岁 9 个月 | 15.30 | 16.90 | 18.70 | 21.00 |
| 4 岁 10 个月 | 15.30 | 16.90 | 18.80 | 21.00 |
| 4 岁 11 个月 | 15.30 | 16.90 | 18.80 | 21.00 |
| 5 岁 | 15.30 | 16.90 | 18.80 | 21.10 |
| 5 岁 1 个月 | 15.24 | 16.87 | 18.86 | 21.34 |
| 5 岁 2 个月 | 15.24 | 16.88 | 18.89 | 21.40 |
| 5 岁 3 个月 | 15.24 | 16.89 | 18.92 | 21.47 |
| 5 岁 4 个月 | 15.24 | 16.9 | 18.95 | 21.54 |
| 5 岁 5 个月 | 15.25 | 16.91 | 18.98 | 21.60 |
| 5 岁 6 个月 | 15.25 | 16.92 | 19.01 | 21.67 |
| 5 岁 7 个月 | 15.25 | 16.94 | 19.04 | 21.75 |
| 5 岁 8 个月 | 15.25 | 16.95 | 19.08 | 21.82 |
| 5 岁 9 个月 | 15.26 | 16.96 | 19.11 | 21.9 |
| 5 岁 10 个月 | 15.26 | 16.98 | 19.15 | 21.97 |
| 5 岁 11 个月 | 15.26 | 17.00 | 19.19 | 22.05 |
| 6 岁 | 15.27 | 17.01 | 19.22 | 22.13 |
| 6 岁 1 个月 | 15.28 | 17.03 | 19.26 | 22.22 |
| 6 岁 2 个月 | 15.28 | 17.05 | 19.31 | 22.30 |
| 6 岁 3 个月 | 15.29 | 17.07 | 19.35 | 22.37 |

续表

| 年龄 | 女 童 | | | |
|---|---|---|---|---|
| | 均数 | 超重 +1SD | 轻度肥胖 +2SD | 中重肥胖 +3SD |
| 6 岁 4 个月 | 15.30 | 17.09 | 19.39 | 22.48 |
| 6 岁 5 个月 | 15.31 | 17.11 | 19.44 | 22.57 |
| 6 岁 6 个月 | 15.32 | 17.13 | 19.48 | 22.67 |
| 6 岁 7 个月 | 15.33 | 17.15 | 19.53 | 22.77 |
| 6 岁 8 个月 | 15.34 | 17.18 | 19.58 | 22.86 |
| 6 岁 9 个月 | 15.36 | 17.20 | 19.63 | 22.97 |
| 6 岁 10 个月 | 15.37 | 17.23 | 19.68 | 23.07 |
| 6 岁 11 个月 | 15.39 | 17.26 | 19.73 | 23.18 |

# ② 如何科学监测孩子的身高

　　身高即头顶至足底的垂直距离，包括头、脊柱、下肢长度的总和。出生后第一年身高增加 25 ~ 27 厘米，是出生后增长最快的时期，为第一生长高峰。出生后第二年身高增长速度逐渐减慢，平均年增长 10 ~ 12 厘米，即 2 岁时身高为 85 ~ 87 厘米。2 岁后到青春期前每年增长速度较稳定，为 5 ~ 7 厘米。若 2 岁后身高增长低于每年 5 厘米，为生长速度缓慢。多数 1 ~ 2 岁的儿童因站立位不稳，不易测量准确，故婴幼儿应仰卧位测量身高；3 岁后的儿童应立位测量身高。卧位测量值与立位测量值相差 0.7 ~ 1 厘米。

　　除非测量错误，短期的疾病或营养问题不影响身高增长；长期的、严重的营养问题可影响婴幼儿身高增长。身高发育主要受种族、遗传、内分泌等因素影响。身高的增长为线性生长，代表遗传潜力，以身高评价儿童体格发育更为重要。

## （一）身高测量工具及准备工作

测量身高需要准备身高测量仪或者尺子。为了保证精准度，刻度应精确到 0.1 厘米。

为了保证身高测量的准确，在测量之前要做好以下准备工作：脱去孩子的帽子和鞋袜，并摘下发饰；把滑动板放在测量板末端，检查刻度是否为零。

## （二）身高的测量过程及注意点

（1）婴幼儿身高测量。婴幼儿测量身高要用标准的量床（含头板、底板、足板、量床两侧刻度），需 2 位测量助手。测量前，一助手将婴幼儿脱去鞋、袜、帽并使其仰卧于量床底板中线；另一助手将婴幼儿头扶正，使其目光向上，头顶接触头板。主测量者位于婴幼儿右侧，左手固定婴儿双膝使其下肢伸直，右手移动头板与足板贴紧婴儿两足跟部；量床两侧刻度的读数一致时读取刻度，精确到 0.1 厘米。如果婴儿双下肢不等长，则分别测量。

（2）儿童身高测量。儿童测量身高采用身高计（含测量板、平台、立柱刻度）或固定于墙壁上的立尺或软尺。宜清晨进行。被测儿童仅穿背心和短裤，取立正姿势站于平台，头部保持正中位置，平视前方，挺胸收腹，两臂自然下垂，足跟靠拢，脚尖分开约60°；头、足跟、臀部和两肩胛间同时接触立柱后，测量者手扶测量板向下滑动，使测量板与头部顶点接触，测量者目光与读数同一水平面时读取测量板与立柱刻度交叉数值，精确到 0.1 厘米。

测量数据需精确到 0.1 厘米，连续测量两次，如果两次测量值相差超过 0.4 厘米，应该再测量一次。

## （三）身高的监测和评估

3～6 岁正常儿童至少每半年测量一次；生长促进儿童需每 3 个月测量一次。

（1）身高水平评估。根据中国 0～18 岁儿童青少年身高百分位数值表评价身高所处的百分位水平（见表 1-1、表 1-2）。

（2）身高增长速度的评估。根据中国 2～18 岁身高百分位曲线图绘制生长曲线，把儿童每次测量的身高在生长曲线图中进行描点，将数次描点连成生长轨迹图，及时发现生长落后或偏离现象，分析寻找原因，采取措施（见图 1-1、图 1-2）。

（3）异常身高的评估。

①身高水平：

● 身材矮小：身高小于同年龄、同性别儿童正常均值减 2 个标准差（<-2SD）或低于第 3 百分位以下者，可能为发育延迟、小于胎龄儿、营养不良或患有多种内分泌遗传代谢疾病。

● 身材（长）高：身高大于同年龄、同性别儿童正常均值加 2 个标准差（>+2SD）或超过第 97 百分位以上者，可能存在性早熟、染色体异常或患有马方综合征等。

②身高增长速度：

● 正常：在生长曲线同一等级线，或在 2 条主百分位线内波动。

● 生长缓慢：身高曲线向下偏离超过 2 条主要身高百分位曲线或生长速度小于同年龄生长速度的低值。

#  如何科学监测孩子的头围

头围即头的最大围径（从眉弓至枕骨结节），反映脑和颅骨的发育程度。头围增长与体重、身高增长规律相似。婴儿 3 月龄时头围较出生时增长 6 ~ 7 厘米，约等于后 9 个月增长的总和，即 1 岁时儿童的头围为 45 ~ 47 厘米；出生第二年头围增长约 2 厘米，即 2 岁时头围为 47 ~ 49 厘米；5 岁时头围为 50 ~ 51 厘米；15 岁时头围接近成人水平，为 53 ~ 54 厘米。故监测 2 岁内儿童头围的增长有非常重要的临床价值。

## （一）头围测量的正确方式

测量头围建议采用无伸缩性的软尺测量。为了保证精准度，刻度应精确到 0.1 厘米。

被测儿童取坐位，测量者位于儿童右侧或前方，左手拇指固定软尺零点于儿童头部右侧眉弓上缘处，软尺紧贴头部皮肤（头发），经右侧耳上、枕骨粗隆及左侧眉弓上缘回至零点，读取与零点交叉处的刻度，获得最大头周径。测量结果应精确到 0.1 厘米，并连续测量两次，若两次结果差 0.2 厘米以上，则需测量第三次。

## （二）头围的监测与评估

一般来说，头围监测在 2 岁之内最有意义。正常儿童头围监测频率为：小于6月龄，每个月测量一次；6～12月龄，每2个月测量一次；1～2岁，每3个月测量一次；高危儿童可适当增加频率。

（1）可参考儿童头围的均值和标准差评价头围所处水平（见表1-5）。

**表1-5** 上海市0～2岁儿童头围评价参考值　　　　　　　单位：厘米

| 年龄 | 男 | | 女 | |
|------|------|------|------|------|
| | 均值 | 标准差（厘米） | 均值（厘米） | 标准差（厘米） |
| 1个月～ | 37.93 | 1.32 | 37.14 | 1.07 |
| 2个月～ | 39.69 | 1.12 | 38.82 | 1.19 |
| 3个月～ | 41.18 | 1.28 | 40.14 | 1.14 |
| 4个月～ | 42.29 | 1.17 | 41.16 | 1.19 |
| 5个月～ | 43.13 | 1.15 | 42.08 | 1.29 |
| 6个月～ | 44.06 | 1.29 | 42.87 | 1.19 |
| 7个月～ | 45.27 | 1.23 | 44.22 | 1.19 |
| 8个月～ | 46.18 | 1.25 | 45.15 | 1.16 |
| 10个月～ | 46.65 | 1.37 | 45.60 | 1.35 |
| 12个月～ | 47.39 | 1.28 | 46.37 | 1.17 |
| 15个月～ | 47.86 | 1.32 | 46.85 | 1.24 |
| 18个月～ | 48.45 | 1.41 | 47.36 | 1.25 |
| 21个月～ | 48.90 | 1.34 | 47.98 | 1.27 |
| 2岁 | 49.62 | 1.19 | 48.63 | 1.23 |

（2）异常头围。

● 头围过小：头围小于同年龄、同性别儿童头围正常参照值的均值减两个标准差（<-2SD）或低于第 3 百分位以下者。头围过小与颅脑疾病和遗传性疾病（染色体或基因异常）有关。

● 头围过大或巨头症：头围大于同年龄、同性别儿童头围正常参照值的均值加两个标准差（>+2SD）或超过第 97 百分位以上者。头围过大可见于正常的家族性头大，以及脑积水、严重佝偻病、脑肿瘤和某些遗传性疾病。

 **如何科学地制订食谱**

良好的营养状态可帮助儿童预防急慢性疾病，有益于儿童神经和心理发育。因遗传、代谢的不同，儿童对营养的需要有很大的个体差异。对婴儿和儿童来说，营养供给量的基本要求应是满足生长、避免营养素缺乏。均衡膳食是指膳食含有人体所需要的各种营养成分，且含量适当，能全面满足身体需要，维持正常生理功能，促进生长发育和健康。儿童正值生长发育时期，因此制订科学、合理、平衡、适量的膳食营养食谱，是儿童健康成长的重要保障。

根据中国营养学会的营养素分类方法，营养素包括能量、宏量营养素（蛋白质、脂类、碳水化合物）、微量营养素（矿物质、维生素）、其他膳食成分（膳食纤维、水）。

### （一）营养素参考摄入量一览

平均需要量（EAR）：群体中各个体营养素需要量的平均值。

推荐摄入量（RNI）：可以满足某一特定性别、年龄及生理状况群体中绝大多数个体需要的营养素摄入水平。

适宜摄入量（AI）：是通过观察或实验室获得的健康人群某种营养素的摄入量，在不能确定 RNI 时使用。

可耐受最高摄入量（UL）：平均每日可以摄入营养素的最高量，此量对一般人群中的几乎所有个体都不至于造成损害。

（1）0～7 岁儿童常量营养素参考摄入量（见表1-6）。

（2）0～7 岁儿童微量营养素参考摄入量（见表1-7）。

（3）0～7 岁儿童水溶性维生素参考摄入量（见表1-8、表1-9、表1-10）。

（4）脂溶性维生素参考摄入量（见表1-11）。

**表1-6** 0～7岁儿童常量营养素参考摄入量　　　　　　　　单位：毫克

| 年龄（岁） | 钙 | | | 磷 | | | 镁 | | 钾 | 钠 | 氯 |
|---|---|---|---|---|---|---|---|---|---|---|---|
| | EAR | RNI | UL | EAR | RNI | UL | EAR | RNI | AI | AI | AI |
| 0～ | — | 200 | 1000 | — | 100 | — | — | 20 | 350 | 170 | 260 |
| 0.5～ | — | 250 | 1500 | — | 180 | — | — | 65 | 550 | 350 | 550 |
| 1～ | 500 | 600 | 1500 | 250 | 300 | — | 110 | 140 | 900 | 700 | 1100 |
| 4～ | 650 | 800 | 2000 | 290 | 350 | — | 130 | 160 | 1200 | 900 | 1400 |
| 7～ | 800 | 1000 | 2000 | 400 | 470 | — | 180 | 220 | 1500 | 1200 | 1900 |

**表1-7　0～7岁儿童微量营养素参考摄入量**

| 年龄（岁） | 铁（毫克/天） | | | 碘（微克/天） | | | 锌（毫克/天） | | | 硒（微克/天） | | | 铜（毫克/天） | | | 钼（微克/天） | | | 铬（微克/天） |
| --- | --- | --- | --- | --- | --- | --- | --- | --- | --- | --- | --- | --- | --- | --- | --- | --- | --- | --- | --- |
| | EAR男 | RNI女 | UL | EAR | RNI | UL | EAR男 | RNI女 | UL | EAR | RNI | UL | EAR | RNI | UL | EAR | RNI | UL | AI |
| 0～ | — | 0.3 | — | — | 85 | — | — | 2 | — | — | 15 | 55 | — | 0.3 | — | — | 2 | — | 0.2 |
| 0.5～ | 7 | 10.0 | — | — | 115 | — | 2.8 | 3.5 | — | — | 20 | 80 | — | 0.3 | — | — | 15 | — | 4.0 |
| 1～ | 6 | 9.0 | 25 | 65 | 90 | — | 3.2 | 4.0 | 8 | 20 | 25 | 100 | 0.25 | 0.3 | 2 | 35 | 40 | 200 | 15.0 |
| 4～ | 7 | 10.0 | 30 | 65 | 90 | 200 | 4.6 | 5.5 | 12 | 25 | 30 | 150 | 0.30 | 0.4 | 3 | 40 | 50 | 300 | 20.0 |
| 7～ | 10 | 13.0 | 35 | 65 | 90 | 300 | 5.9 | 7.0 | 19 | 35 | 40 | 200 | 0.40 | 0.5 | 4 | 55 | 65 | 450 | 25.0 |

**表1-8　0～7岁儿童水溶性维生素参考摄入量 -1**

| 年龄（岁） | 维生素B₁ | | | | | 维生素B₂ | | | | | 维生素B₆ | | | |
| --- | --- | --- | --- | --- | --- | --- | --- | --- | --- | --- | --- | --- | --- | --- |
| | EAR（毫克/天） | | RNI（毫克/天） | | AI（微克/天） | EAR（毫克/天） | | RNI（毫克/天） | | AI（毫克/天） | EAR（毫克/天） | RNI（毫克/天） | AI（毫克/天） | UL（毫克/天） |
| | 男 | 女 | 男 | 女 | | 男 | 女 | 男 | 女 | | | | | |
| 0～ | — | — | — | — | 0.1 | — | — | — | — | 0.4 | — | — | 0.2 | 0 |
| 0.5～ | — | — | — | — | 0.3 | — | — | — | — | 0.5 | — | — | 0.4 | 0 |
| 1～ | 0.5 | 0.5 | 0.6 | 0.6 | — | 0.5 | 0.5 | 0.6 | 0.6 | — | 0.5 | 0.6 | — | 20 |
| 4～ | 0.6 | 0.6 | 0.8 | 0.8 | — | 0.6 | 0.6 | 0.7 | 0.7 | — | 0.6 | 0.7 | — | 25 |
| 7～ | 0.8 | 0.8 | 1.0 | 1.0 | — | 0.8 | 0.8 | 1.0 | 1.0 | — | 0.8 | 1.0 | — | 35 |

表 1-9 0～7岁儿童水溶性维生素参考摄入量 -2

| 年龄（岁） | 维生素 B$_{12}$ | | | 泛酸 | 叶 酸 | | |
| | EAR（毫克/天） | AI（毫克/天） | RNI（毫克/天） | AI（毫克/天） | EAR膳食叶酸（当量/天） | AI膳食叶酸（当量/天） | RNI膳食叶酸（当量/天） |
|---|---|---|---|---|---|---|---|
| 0～ | — | 0.3 | — | 1.7 | — | 65 | — |
| 0.5～ | — | 0.6 | — | 1.9 | — | 100 | — |
| 1～ | 0.8 | — | 1.0 | 2.1 | 130 | — | 160 |
| 4～ | 1.0 | — | 1.2 | 2.5 | 150 | — | 190 |
| 7～ | 1.3 | — | 1.6 | 3.5 | 210 | — | 250 |

表 1-10 0～7岁儿童水溶性维生素参考摄入量 -3

| 年龄（岁） | 胆碱 | | | 生物素 | 维生素 C | | | |
| | AI（毫克/天） | | UL（毫克/天） | AI（毫克/天） | EAR（毫克/天） | AI（毫克/天） | RNI（毫克/天） | UL（毫克/天） |
| | 男 | 女 | | | | | | |
|---|---|---|---|---|---|---|---|---|
| 0～ | 120 | 120 | — | 5 | — | 40 | — | — |
| 0.5～ | 150 | 150 | — | 9 | 0 | 40 | — | — |
| 1～ | 200 | 200 | 1000 | 17 | 35 | — | 40 | 400 |
| 4～ | 250 | 250 | 1000 | 20 | 40 | — | 50 | 600 |
| 7～ | 300 | 300 | 1500 | 25 | 55 | — | 65 | 1000 |
| 11～ | 400 | 400 | 2000 | 35 | 73 | — | 90 | 1400 |

| | 烟　酸 | | | | | | 烟酰胺 |
|---|---|---|---|---|---|---|---|
| UL（毫克/天） | EAR 烟酸（当量/天） | | AI 烟酸（当量/天） | RNI 烟酸（当量/天） | | UL 烟酸（当量/天） | UL（毫克/天） |
| | 男 | 女 | | 男 | 女 | | |
| 一 | 一 | | 2 | 一 | 一 | 一 | 一 |
| 一 | 一 | 一 | 3 | 0 | 一 | 一 | 一 |
| 300 | 5 | 5 | 一 | 6 | 6 | 10 | 100 |
| 400 | 7 | 6 | 一 | 8 | 8 | 15 | 130 |
| 600 | 9 | 8 | 一 | 11 | 10 | 20 | 180 |

**表 1-11**　0～7岁儿童脂溶性维生素参考摄入量

| 年龄（岁） | 维生素 A 视黄醇活性（当量/天） | | | | | 维生素 D（毫克/天） | | | 维生素 E α- 生育酚（当量/天） | | 维生素 K（毫克/天） |
|---|---|---|---|---|---|---|---|---|---|---|---|
| | EAR | | RNI | | UL | EAR | RNI | UL | AI | UL | AI |
| | 男 | 女 | 男 | 女 | | | | | | | |
| 0～ | 一 | | 300 | | 600 | 一 | 10 | 20 | 3 | 一 | 2 |
| 0.5～ | 一 | | 350 | | 600 | 一 | 10 | 20 | 4 | 一 | 10 |
| 1～ | 220 | | 310 | | 700 | 8 | 10 | 20 | 6 | 150 | 30 |
| 4～ | 260 | | 360 | | 900 | 8 | 10 | 30 | 7 | 200 | 40 |
| 7～ | 360 | | 500 | | 1500 | 8 | 10 | 45 | 9 | 350 | 50 |

## （二）科学制订食谱

幼儿膳食中各种营养素和能量的摄入需满足该年龄阶段儿童的生理需要：蛋白质每日应有 40 克左右，其中优质蛋白（动物性蛋白质和豆类蛋白质）应占总蛋白的 1/3 ～ 1/2。蛋白质、脂肪和碳水化合物产能之比为（10% ～ 15%）：（25% ～ 30%）：（50% ～ 60%）。膳食安排应合理，四餐（奶类两餐、主食两餐）两点为宜。频繁进食、夜间进食、过多饮水均会改变幼儿进食规律，影响食欲。注意培养幼儿良好的生活习惯和进食技能，不容许儿童边吃边玩，进餐时间宜控制在 25 分钟以内，中途不给零食，让儿童感受不认真进食的后果；让幼儿从成人喂食、容许抓食，过渡到独立进食。

可根据《中国居民膳食指南（2016）》以及中国儿童平衡膳食算盘中的推荐与配比来合理制订儿童膳食计划（见表 1-12、图 1-3）。

## （三）食谱制订小技巧

（1）同类互换。一周食谱中荤素的使用尽量不重复，主食尽可能多地换花样，每周至少安排两餐杂粮饭。食物更换时，可更换品种和烹调方法。如用肉类换肉类（牛肉换猪肉，猪肉换鸡肉等）、谷类换谷类（米粉换面条、杂粮换杂粮）、豆腐换香干等，各种瓜果蔬菜轮换供给。这样不但营养齐全，而且符合幼儿的生理需要，还能增强孩子们进餐的兴趣，使食物中的营养能更好地被吸收、利用。

**表1-12** 3～5岁儿童一日三餐参考

| 食物类别和摄入量 | 谷薯类 | 蔬菜水果类 | 鱼禽蛋和瘦肉 | 乳制品、大豆坚果 | 烹调油、食盐 |
|---|---|---|---|---|---|
| | 谷类 100 克 薯类 25 克 | 蔬菜 250 克 水果 150 克 | 畜禽肉 25 克 水产品 20 克 蛋类 25 克 | 大豆 15 克 坚果 5 克 乳制品 500 克 | 烹调油 20 克 食盐 5 克 |
| **重要建议** | 最好选择 1/3 的全谷类及杂豆类食物，注意烹饪方式 | 选择多种多样的新鲜蔬菜，深色蔬菜最好占到一半以上。天天吃水果 | 优先选择鱼和禽肉，要吃瘦肉，鸡蛋不要丢弃蛋黄 | 每天吃奶制品，包括液态奶、酸奶和奶酪；经常吃豆制品如豆腐、豆干等 | 培养清淡饮食习惯，少吃高盐和油炸食品 |
| **早餐** | 燕麦粥 1 碗（燕麦 10 克、大米 10 克、核桃 2～5 克）、白煮蛋 1 个（鸡蛋 30 克）、蔬菜小菜和奶酪凉拌 10 克 | | | | |
| **加餐** | 香蕉（香蕉 100～150 克）、牛奶一杯（200～250 克） | | | | |
| **中餐** | 米饭（大米 25 克）、小米粥（小米 15 克）、红烧鸡肉（鸡肉 25 克、蘑菇少许）、清炒西蓝花（西蓝花 100 克）、醋熘土豆丝（土豆 50 克） | | | | |
| **加餐** | 酸奶 200～250 克 | | | | |
| **晚餐** | 米饭（大米 40～45 克，蒸南瓜 80～100 克）、清蒸鲈鱼（鲈鱼 20～25 克）、油菜汤（油菜 60～100 克）、红烧豆腐（豆腐 100 克，肉末 20～30 克） | | | | |
| **提示** | 培养清淡饮食习惯 | 每天饮用水 1000～1500 毫升，喝白开水 | 吃动平衡：鼓励户外运动或游戏，每天最好进行 60 分钟活动，如快跑、骑小自行车、体操、游泳、拍球、捉迷藏、跳舞、滑滑梯等 | | |

备注：该膳食方案是按照能量水平 1200～1300 卡路里而设计，这个能量需要量水平一般适合于女童 3～5 岁，男童 3～4 岁。该食谱膳食蛋白质和脂肪分别提供能量约占 18% 和 30%。对一个个体儿童而言，该能量需要量水平仅仅是估计值，您需要了解儿童目前体重并监测体重增长变化，判断是否需要调整能量摄入。

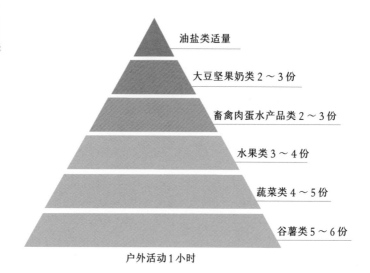

图1-3　中国儿童平衡膳食算盘

（2）合理分配。由于幼儿肝脏中储存的糖原不多，体内碳水化合物较少，再加上幼儿活泼好动，所以容易出现饥饿。可在三餐之外另增加点心安排，将全天食物量恰当地分配到三餐及点心中去。早餐保证有足够的热量和蛋白质、碳水化合物的摄入，以满足幼儿上午学习和活动的需要；午餐有含蛋白质、脂肪、碳水化合物较多的食物；晚餐稍清淡一些，安排一些易于消化的谷类、蔬菜和水果等。

全日能量分配比例为：早餐占 20% ～ 25%，中餐占 35%，晚餐占 30%，点心占 10% ～ 15%。

（3）注意烹调方式及种类的多样性。在烹调和制作过程中，为了尽量减少营养素的损失，应多采用清蒸、红烧、高温急炒等烹调方法，少采用油炸的方法，使幼儿能从定量的食物中获取尽可能多的营养素。食物搭配时，尽量做到米面搭配、粗细搭配、动物性食物与植物性食物搭配、干稀搭配、咸甜搭配。应经常调换花样品种，粗粮细作，细粮巧作，以促进幼儿的食欲。

因此，食谱制订时，应注意食物的色、香、味以及食物的外观形象，并充分考虑幼儿的消化功能以及对食物的接受度，避免食物过酸、过咸、油腻。

### （四）儿童饮食常见问题——挑食/偏食

儿童挑食多发生于 2～6 岁，是指儿童进食种类范围狭窄及数量有限或是对食物普遍的抵抗。主要表现为吃得少、吃得慢、拒绝吃或仅吃某类或某种质地、颜色、温度的食物，不愿尝试新的食物，膳食品种单一。

医学意义上的偏食，是指孩子拒绝某一大类食物的摄入从而影响生长发育，此时就需要学校、家庭、医疗机构携手共同纠正。

我们希望孩子能够吃品种丰富的食物，养成良好的进餐习惯，但是更要尊重孩子的需求和喜好。没有样样都吃的大人，更何况是 3～6 岁的孩子？因此我们倡导顺应式的营养膳食理念。可以借鉴过敏儿童的食谱调整方法，尝试利用"食物替代"来保证幼儿营养素的摄入，达到均衡膳食的目的。

儿童的神经发育和心理发展都遵循一定规律，既有连续性，又有阶段性。在不同年龄阶段，孩子会有明显不同的发展标志。儿童各能区发展，如运动、语言等的发育进程，有以下特点：每一能区的发育常常是突然出现的；然后该能力在一段时间内时隐时现，尚不稳定；接着通过在环境中不断的学习，使该能力得到巩固和保存下来。在每一能力突然出现之前，儿童往往处于杂乱无章的失衡状态，这时父母往往会产生焦虑，担忧孩子的能力倒退，进而求助儿童保健医生。家长可以通过了解各阶段儿童发育里程碑，获得预见性指导，从而帮助儿童的身心得到全面发展。同时，家长也应注意，里程碑也只反映一个"平均值"。例如，50% 儿童独走的年龄是 12 月龄，97.5% 的儿童独走的年龄是 18 月龄，那些 18 个月后还不会独走的儿童，许多之后仍可正常独走，但有一定比例的儿童可能存在潜在的问题，如脑瘫、原发性肌肉障碍或全面发育迟缓等。不应拿着里程碑去看孩子是否"达标"，而是要把里程碑当成帮助孩子发展的指导。

儿童的生长和发育在各年龄阶段会发生渐进性的变化。在生长发育的预见性指导中，要善于把专业的知识和技能与家庭的优势和作用结合起来，这样才能更好地促进儿童发育。

# ⑤ 3～6 岁儿童大运动发育里程碑

粗大运动发育的终极目标是获得独立及随意的运动。大运动发育随着年龄的增长，会在平衡、协调及力量等方面进行持续的精细化的微调。

### （一）3～4岁大运动发育

3岁以上的幼儿站立、跑动、蹦跳都很自如，可以独自上下楼梯，并慢慢学会左右脚交替上下楼梯，能从最后一级楼梯跳下，会踮着脚尖走路，会骑小三轮车。当幼儿从蹲位站起或抓球时，脚尖或单脚站立仍然十分困难，但如果幼儿手臂伸展，机械地向前跑，他可以抓住一个大球，并十分顺利地将一个小球从手中抛出。

### （二）4～5岁大运动发育

动作能力倾向成熟。4～5岁儿童，可用脚尖站立，可双脚交替上下楼梯，会骑三轮车、拍球，可以单脚站立，可以踢滚动的球，可以接住各种大小的球，可以在平衡木上走。

### （三）5～6岁大运动发育

这个年龄的孩子喜欢运动性游戏，他们的平衡和协调动作能力大大增强，走、跑、上下楼梯的动作娴熟，能灵活地在运动中改变方向、速度和方式，会单脚跳、投掷、踢球，能学会游泳、跳绳，还能学会其他更复杂的大运动技能，如轮滑、自行车、跳舞等，可以使用基本餐具，可以独立如厕。

具体内容详见表1-13。

表1-13　3～6岁儿童大运动和精细运动发育里程碑

| 年龄 | 大运动 | 精细运动 |
|---|---|---|
| 3～4岁 | 能交替迈步上下楼梯<br>能倒着走，能原地蹦跳<br>能短时间单脚站立<br>以脚趾接脚跟向前走直线<br>可绕障碍物跑过去<br>可接住反弹球 | 能画横线、竖线、圆圈<br>喜欢堆积木<br>能使用筷子、勺等餐具独立进餐<br>能独立穿衣<br>会用三根手指握住笔<br>会盖、开小罐子 |
| 4～5岁 | 能熟练地单脚跳<br>能沿着一条直线行走<br>能轻松地起跑、停下、绕过障碍物<br>单脚连续向前跳<br>向上攀爬垂直的阶梯<br>骑三轮脚踏车绕过障碍物<br>能双脚跳 | 能正确地握笔，能画出简单的图形和人物<br>能串较小的珠子<br>照样子写自己的名字<br>用剪刀剪直线跟折纸<br>用绳子打结、系鞋带<br>能扣扣子和解扣子<br>能画身体三个部分 |
| 5～6岁 | 学习交替单脚跳<br>会翻跟头<br>能快速、熟练地骑三轮童车或有轮子的玩具<br>双脚跳远<br>跑得很好<br>踮脚尖可平衡站立10秒<br>有韵律地两脚交换跳跃 | 能使用笔，能画许多形状和写简单的汉字<br>能用各种图形的材料拼图<br>能画人（六个部位）<br>自己会写一些字<br>会写数字1～5<br>将鞋子穿好鞋带系好 |

#  3～6岁儿童精细运动发育里程碑

　　精细运动就是手的抓握和手眼协调能力，对一个人的生活自理、游戏及完成工作来说，是必需的。精细运动发育进程与其他相关的技能是同步的，这些同步发展的技能包括大运动、认知及视觉感知技能等。精细运动发展与孩子的智力发育有密切关系。

## （一）3～4岁精细运动发育

　　3岁以后的幼儿肌肉控制的技能逐渐提高，因此许多精细动作也在慢慢完善中。他可以独立或合并运动自己的每一根手指，这意味着他以前用拳头抓蜡笔的方式逐渐变得与成人更加相似：拇指在一侧，其他手指在另一侧。现在他能够画方形、圆形或自由涂鸦。因为他的空间感知能力也有了长足的发展，所以对各个物体之间的关系更加敏感，因此在玩耍时，会更仔细地确定玩具的位置。控制力和敏感度的增加使他可以搭起9块以上的积木，吃饭时不会洒出太多食物，有能力用两只手将水从大水壶倒入水杯，学会脱衣服并可以将大扣子扣进扣眼。他对利用工具做事情越来越有兴趣，例如剪纸，堆沙子，玩泥巴、橡皮泥等。他还可以照样子画出横线、竖线和圆圈，并能独立穿衣脱衣，完全不用帮忙。

## （二）4～5岁精细运动发育

4～5岁儿童手眼协调较熟练，手指活动更灵活，如能用手抓住小球，比较灵活地画图、画方形，能穿脱衣服、扣扣子，能拼5～6块拼图、搭积木，能学会使用安全剪刀。5岁儿童能学会穿珠子、临摹自己名字、搭较复杂的积木图形，能画一个开放的方形和相切的圆。

## （三）5～6岁精细运动发育

这一阶段儿童的手眼协调更为成熟稳定，能熟练使用剪刀，不会剪出指定边缘；能熟练使用笔，可以自行画出各种形状；可以完成16～20块的拼图；可以照样子写出自己的名字；可以用描红的方式写数字0～9、26个字母（区分大小写）和其他至少3个简单的字。

具体内容见表1-13。

# 7  3～6岁儿童语言发育里程碑

孩子语言发育主要包括语言理解和语言表达两个方面，理解的发展比表达更早一步，孩子会在理解的基础上学习用语言来表达。在3岁以下儿童中，语言发育迟缓的发生率大约是15%。到6岁左右，仍有8%左右的儿童存在语言发育障碍。

## （一）3～4岁语言发育

3岁幼儿的词汇可以超过300个，能够用含5～6个单词的句子交谈，并可以模仿成人发出大部分声音，会遵循连续的2～3个指令。有时这一时期的幼儿会不停地唠叨，这对于幼儿学习新词并利用这些词汇思考是必要的。幼儿可使用语言表达自己的情感，家长会看到幼儿使用语言来帮助自己理解并参与发生在他周围的事情。

3岁以后的幼儿能慢慢正确地使用"我、你、他，我的、你的、你们"等词。虽然这种词看起来简单，但其实很难理解，所以这一年龄的幼儿经常会使用自己的名字来代替"我"，有时可能还会弄错。家长应有意识地鼓励孩子用代词，例如用"我想让你试试"来代替"妈妈想让你试试"，这可以帮助幼儿正确使用这些词。

在本阶段，幼儿的语言非常清晰，甚至陌生人也可以听懂幼儿所说的大部分内容。尽管如此，他的一半发音仍然可能是错误的，例如用简单的发音代替困难的发音。他还可以理解相同与不同的概念，掌握一些基本的语法规则，用5～6个单词的句子说话，可以讲简单的故事。

3岁左右的幼儿可能会口齿不清。口齿不清的原因有很多，主要有以下两个方面：第一，幼儿有先天性发育异常，例如唇腭裂，若影响正常发音，可通过早期发现和医疗处理矫正；第二，幼儿有些辅音如翘舌音不会发是正常的，有些辅音如j、g、x不清楚也不足为怪。没有先天畸形的孩子，如果存在发音不清等问题，家长要及早带着孩子去医院评估，必要时进行治疗。

## （二）4～5岁语言发育

4～5岁的幼儿，语言能力发展很快。4岁的幼儿会说较多复杂的语句，掌握了母语中的各类基本词汇和语法结构，言语越来越连贯，同时也逐渐学会了使用代词，并能运用一些形容词、副词等修饰性词汇和描述性语句；表达的内容比较丰富，词义逐渐明确并有一定的概括性；会讲故事甚至自己编故事，会复述简单的事情；会表达自己的想法和愿望，可较流畅地与他人交谈、争辩、评论；能遵循3个以上连续的指令，并对问题"谁、何处、什么"能够作出应答；喜欢问为什么；开始出现更复杂的语言形式，如条件句（如果……那么……）、连接词（因为……所以，但是……）；能在不同的情境下使用适当的语言进行交流。

## （三）5～6岁语言发育

5岁时，孩子能够发清全部语音，能听懂一些较为复杂的句子，并理解一段话的意思；能专注地倾听别人讲话，并迅速掌握对方谈话的主要内容，从中获得有用的信息。5岁后的儿童更会用语言与别人商量，在解决问题时会用简单的协商技巧，并开始阅读和写字。孩子的词汇更加丰富，不仅掌握了名词、动词、形容词、数词，还常常使用副词和连词。这一时期，孩子掌握的疑问句、祈使句、感叹句等逐渐增加，但是，说话仍然以陈述句为主。孩子对某些较为复杂的句型还不能完全理解，如双重否定句。6岁左右，孩子不仅可以完整、连贯地说话，还会表现得大胆、生动、有感情，并喜欢在讲话的过程中配合做肢体动作。孩子能独立自主地表达自己的思想感情，有强烈的语言要求，乐于谈论每一件事。孩子经常模仿大人的语气讲话，也乐于表演自己熟悉的故事、玩角色扮演游戏。孩子语言的连贯性增强，情境性减少，成人不再需要根据孩子的表情、动作等推测他的意思。

　　儿童的语言理解和表达能力发展均遵循一定的进程，若超过一定的月龄仍未具备该能力，提示可能存在语言发育迟缓，需要做进一步的评估，例如：3 岁儿童仍不能说短句或句子，不能自发交流，词汇有限，不能理解或回答简单问题。同时，正常儿童的语音和语言的发展速度有个体差异，早期的差异不影响将来的语言发育水平。研究显示，女孩的语言发展较男孩早，男孩和女孩的词汇量及语法水平相差 1～2 个月。不同出生胎次儿童的语言能力也有差异，这些差异可能与家庭语言环境有关。家中年龄较小的儿童更乐于用语言向年长儿童表达自己的想法。

　　在 6 岁以前，孩子所掌握的新词和语句中，大部分是在成人与他们的日常交谈、阅读中获得的。每个孩子都有自己的语言发展时间表，而帮助孩子发展语言能力的最好方法便是了解孩子每个阶段语言发展的特点。家长应注重提高与孩子对话、阅读的频率与质量，逐步引导孩子简洁、准确、连贯、有逻辑地进行表达。

　　具体内容见表 1-14。

表1-14 3～6岁儿童语言发育里程碑

| 年龄 | 语言理解 | 语言表达 |
|---|---|---|
| 3～4岁 | 认真听适合他年龄的故事，喜欢看书<br>能正确说出两种常见物品的用途<br>理解大小、上下、前后、里外<br>理解昨天、今天的意义 | 能用简短的话表达自己的愿望和要求<br>问越来越多的问题，"是什么""为什么"等<br>能简单讲述看到和发生的事情<br>会用否定命令句，如不要做<br>会用"这是"来表达<br>会用"什么时候"的句子 |
| 4～5岁 | 能独自看懂并说出简单图画的意思<br>喜欢听有情节的故事、猜谜语<br>理解日常生活的顺序："我早上起床，穿衣服，刷牙，然后上幼儿园"<br>会辨认红、黄、绿三种颜色<br>了解"多远"，会区分相同或不同形状<br>懂得"加多一点儿"及"减少一点儿"，会在要求下指出一系列东西中第几个是哪一个 | 能说比较复杂的话，如"我还没看清楚猫的颜色，它就跑过去了"<br>能比较清楚地表达自己的意愿<br>正确使用"为什么"<br>为引起别人的注意，会用夸张的语调及简单语句<br>能唱完一首完整的儿歌<br>用"和""靠近""在旁边"<br>会说出简单相反词<br>会由1数到10或以上<br>能回答"谁""为什么""多少个"等问题 |
| 5～6岁 | 能边看图画，边讲熟悉的故事<br>能正确地转告简短的口信，能接电话<br>能正确排列出1～10的数字卡<br>会模仿背诵五个阿拉伯数字，如93276<br>理解"以前""以后"<br>区分"左右"<br>会区分"最接近""最远""整个""一半"<br>能认识一些注音符号及汉字 | 能说出身体部位的功能，如眼睛、嘴巴<br>可说出物品的用途；如帽子是戴在头上的<br>会说6个单字的意思<br>会说出三种物体的成分<br>能很流利地表达<br>可经由点数区分两堆东西是不是一样多<br>能依要求正确找出数字1～10 |

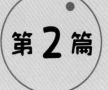

第 2 篇

# 学一学

# 怎样给孩子科学的喂养

儿童在幼儿时期的膳食结构和摄入的食物种类已开始接近成人。幼儿时期是饮食行为和生活方式形成的关键时期。家长在日常生活中如何给幼儿进行科学喂养呢？

## （一）规律就餐，专注进食，自主进食

每天应安排早、中、晚三次正餐，在此基础上还至少应有 2 次加餐。两正餐之间应间隔 4～5 小时，加餐与正餐之间应间隔 1.5～2 小时。加餐以奶类、水果为主，配以少量松软面点，晚间加餐不宜安排甜食，以预防龋齿。加餐量宜少，以免影响正餐进食量，并应根据季节和饮食习惯更换食谱。给孩子固定就餐座位，大一些的幼儿还可以要求他们帮忙做一些就餐前的准备工作，避免使孩子养成追着喂、边吃边玩、边吃边看电视等不良进餐习惯；还应要求孩子吃饭细嚼慢咽但不拖延，最好在 30 分钟内吃完一餐。让儿童自己使用筷、匙进食，养成自主进餐的习惯。

## （二）不挑食偏食，培养良好饮食习惯

帮助孩子从小养成不挑食、不偏食的良好习惯，鼓励儿童选择多种食物，引导其选择健康食物。表扬儿童良好的进餐行为，同时应避免对儿童进餐的行为过度关注，避免用食物奖赏或贿赂儿童。

对于儿童不喜欢吃的食物，可通过变换烹调方法或盛放容器（如将蔬菜切碎、瘦肉剁碎，混和在一起制作成包子或饺子等），也可采用重复小份供应的方式，鼓励孩子尝试并及时给予表扬，不可强迫喂食。鼓励儿童体验和认识各种食物的天然味道和质地，了解食物特性，提高对食物的兴趣。同时应鼓励儿童参与食物的选择和制作，以培养儿童对各种食物的兴趣，享受烹饪食物过程中的乐趣和成就感。

### （三）正确选择零食

零食是学龄前儿童全天膳食营养的补充，是儿童饮食中的重要内容。零食应尽可能与加餐相结合，以不影响正餐为宜。零食选择应注意以下几方面：①宜选择新鲜、天然、易消化的食物，如奶制品、水果、蔬菜类等；②少选或不选油炸食品和膨化食品；③零食最好安排在两次正餐之间，量不宜多，睡觉前 30 分钟不要吃零食。此外，还应注意吃零食前要洗手，吃完要漱口；注意零食的食用安全，避免整粒的豆类、坚果类食物呛入气管发生意外，可以将坚果和豆类食物磨成粉或打成糊食用。

### （四）每日适宜的食物量和饮水量

每日适宜的食物量为鸡蛋 50 克（一个），畜禽肉、鱼虾类合计 50 ～ 75 克，大豆制品（以原大豆计 5 ～ 15 克），谷物类 75 ～ 125 克，蔬菜 100 ～ 200 克，水果 100 ～ 200 克，烹调油 10 ～ 20 克，食盐 2 克以内。在烹调方式上，宜采用蒸、煮、炖、煨等烹调方式，尽量少用油炸、烤、煎等方式。每天饮用 300 ～ 400 毫升奶或相当量的奶制品，可保证学龄前儿童钙摄入量达到适宜水平。建议每天饮水600 ～ 800 毫升，并应以白开水为主。

## （五）经常进行户外活动，保障健康生长

每天应进行至少 60 分钟的体育活动，最好是户外游戏或运动。除睡觉外尽量避免让儿童有连续超过 1 小时的静止状态。确保孩子每天看电视、玩平板电脑的累计时间不超过 2 小时。

# 2 幼儿时期常见的饮食行为问题及干预方法

## （一）怎样才能让孩子吃饭时不到处跑或边吃边玩儿

孩子吃饭四处跑，家长端着碗在后面追；或者边吃边玩儿、边吃边看电视，这样的情景经常在家里上演。从根本上来说，这是家长惯出来的。有些家长为了让孩子增加进食量，往往纵容孩子的这种不良进餐行为。因此，要纠正这种坏习惯，最重要的还是家人的态度。只有全家人在这个问题上取得共识，并且能态度一致，才有可能达到纠正的目的。可通过以下方法，逐渐改变幼儿的不良习惯。

（1）安排好孩子的一日三餐和点心，不随便给孩子吃零食。胃口差的孩子，以三餐正餐为主，点心可适当减少，尤其减少含糖高的点心如面包、饼干等甜点。家里的零食不要随处放置，确保孩子不能随手可得。尤其在吃饭前 1 小时不可吃零食，这样可以使孩子

到吃饭时有食欲。

（2）可适当增加户外活动的时间。每日坚持 1～3 小时的户外活动时间，鼓励幼儿自己走或跑，大一点儿的幼儿可骑三轮童车等。

（3）做好餐前准备。饭前带孩子做一些安静、愉快的活动；快用餐时预先通知孩子吃饭时间到了，使孩子知道应该收拾玩具结束游戏了。让孩子餐前洗手，强化幼儿已到吃饭时间应准备吃饭的意识，促进消化液的分泌。

（4）规定孩子只有在吃饭的时间坐在餐椅上或餐桌边时，才能吃东西。定点进餐能让幼儿产生条件反射，使孩子在坐到固定位置进餐时就会产生食欲。每次吃饭时间不超过半小时，超过就不再吃；吃饭时关掉电视，拿走玩具和手机，以免孩子分心。

（5）尽量让孩子自己吃饭，与家人一起进餐，让孩子感受吃饭的乐趣。选择合适的餐具，使用固定的小碗、盘子等，最好是幼儿喜欢的餐具形状和图案，以提高幼儿的进餐兴趣和食欲。放手让孩子自己吃饭，允许孩子在一定范围内选择食物。同时要让孩子与家人一起进餐，保持愉快的进餐气氛，让孩子感受吃饭的乐趣，不再认为吃饭是父母的事。

（6）当孩子有进步时，要及时表扬、鼓励；对屡屡"犯规"的孩子，可给予适当的惩罚。

## （二）儿童挑食、偏食怎么办

（1）通过变换花样、调整口味等方法来烹调孩子拒绝的某种食物。不喜欢吃蔬菜的幼儿并不少见，幼儿可能嫌蔬菜嚼不动，可能不喜欢蔬菜的某种气味，也可能抱怨蔬菜有些苦涩。为了让幼儿喜欢吃蔬菜，可试试以下的方法：将蔬菜做得精细些，做给幼儿吃的蔬菜应该切细小一点儿；蔬菜可以变着花样做，可以炒、蒸、煮，也可做成沙拉，有苦涩味的可以先焯水；将蔬菜做成饺子、馄饨等，让幼儿不知不觉地吃进去。

（2）鼓励幼儿参与食物的挑选和制作。在这过程中用浅显的语言告诉幼儿为什么要选择这种食物，这种食物对我们的身体有什么好处等，让幼儿增加对食物的认知，对食物产生心理认同和喜爱，从而学会尊重和爱惜食物。

（3）让幼儿与家人一起进食，观察食物，增加尝试食物的可能性。进食是一种社会性活动，社会家庭习惯都可影响婴幼儿对食物的好恶。观察和模仿他人的进食行为，尤其是父母或喂养者的进食行为，对幼儿进食行为形成有重要的作用。幼儿有天然的模仿倾向，并且易受情绪以及与被模仿者之间关系的影响，父母或密切接触的喂养者是幼儿模仿的榜样。开始添加辅食后，幼儿逐渐与家人一起进食，如果家人吃某种食物，幼儿也更容易接受；同时家人共餐时，幼儿会试图模仿父母及其他人的进食行为。

（4）通过味道－味道的联想学习来提高接受新食物的能力。人类天生喜欢甜味而不喜欢苦味，因此，对带有苦味的高营养价值蔬菜等食物，需要通过联想学习增加接受度。如将幼儿不喜欢的味道与其熟悉和喜欢的味道（如与甜味）一起反复呈现，使幼儿尝试接受新的味道；将新的味道与高能量成分（如脂肪）一起反复呈现增加进食后的满足感，即利用人类对高能量密度食物的天然偏好，使幼儿尝试接受新的味道；伴随鼓励和赞扬呈现新的食物，也可提高幼儿尝试新食物的意愿。

（5）如果孩子不喜欢吃某种食物，可鼓励他先尝试一点，让他逐渐接受。切忌用强制和哄骗的方法让孩子吃某种食物，这会加深幼儿对这种食物的反感。

 **幼儿的睡眠时间和睡眠质量**

## （一）睡眠时间

良好的睡眠对儿童身体健康、心理健康、保持终身良好的健康状况都非常重要。那幼儿每天睡多长时间才够呢？

2017 年 10 月，《0 ～ 5 岁儿童睡眠卫生指南》发布，从中可以看出，针对不同年龄，儿童总睡眠时间（白天和夜间睡眠时间）均是一个范围。针对 3 ～ 5 岁的幼儿来说，推荐的睡眠时间是 10 ～ 13 小时／天（见表 2-1）。每个学龄前儿童的睡眠时间是不同的，但最好能让您的孩子每天睡眠时间大致一样。

**表 2-1** 中国 0 ～ 5 岁儿童睡眠时间推荐

| 年（月）龄 | 推荐睡眠时间（小时／天） |
| --- | --- |
| 0 ～ 3 月 | 13 ～ 18 |
| 4 ～ 11 月 | 12 ～ 16 |
| 1 ～ 2 岁 | 11 ～ 14 |
| 3 ～ 5 岁 | 10 ～ 13 |

## （二）睡眠质量

如何评估宝宝睡眠是否充足呢？需要特别强调的是，现行睡眠时间推荐是指相应年龄儿童的"典型"睡眠时间范围，也就是说这是此年龄段儿童睡眠时间的"平均"值。因此，不应该将推荐睡眠时间作为"处方"推荐给某一个个体。在应用这些推荐量的同时，通常还需要结合"这个儿童通常睡多久才感觉休息好了？"进行综合考量。在判定儿童睡眠是否充足时，有一些参数需要一起考虑。例如，如果允许孩子"随意"自由睡眠时，通常会睡多久？如果一个孩子在周末时睡眠时间明显长于平时，那说明他在平时需要更多的睡眠时间。此外，在早上的期望时间自发醒来（没有闹钟或父母反复叫醒）也是一个睡眠充足的良好指标。因此，允许孩子至少3天（例如假期时）早上睡到他自发醒来，并监测其睡眠时间和情绪，这有助于判定孩子睡眠是否充足。最后，父母通过观察孩子傍晚或晚上的行为来识别孩子是否"过度疲劳"（烦躁、情绪不佳、脾气暴躁、多动）也十分重要。这有可能也是孩子长期睡眠不足的表现。

#  保证幼儿良好睡眠的方法

## （一）建立规律的作息安排

儿童每天应该在相同的时间上床睡觉和起床。制定一个作息安排能使他获得充足睡眠。此外，确保他上床前做好了睡眠的准备。这可能看起来很简单，但是，您可能会发现学龄前儿童在晚上就寝时会出现"精力恢复"（更加清醒和活跃）的现象。把就寝时间延后一些通常可以减少就寝困难。但总的来说，应该避免晚上 9:00 之后就寝。虽然学龄前儿童早上的安排可以允许他"晚点起床"，但是晨光和家庭活动可能会吵醒他，让他得不到充足的睡眠。早一点的就寝时间也有助于建立与托班和学前机构相适应的日程安排。另外，还应维持固定一致的就寝程序。这些睡前活动应该是平静和愉悦的，如洗澡和睡前故事。避免把看电视或使用电子产品作为就寝程序的一部分，因为这会干扰入睡。这些熄灯前的活动应该在幼儿就寝的房间完成。制作一张包括所有就寝程序的可视化图表，有助于学龄前儿童培养固定的就寝程序，并且让就寝变得可以预测。

## （二）营造舒缓的睡眠环境

确保孩子的卧室舒服、遮光、凉爽和安静，可以开着小夜灯，但不要放置电视、电脑和游戏机。

## （三）设置限制

应对学龄前儿童就寝拖延，家长一定要提前制定明确的规矩。

## （四）避免咖啡因的摄入

不要让孩子摄入咖啡因，不喝苏打水或功能性饮料。这些饮品可能会干扰睡眠。

## （五）如存在以下情况，及时咨询医生

（1）你的孩子存在呼吸费力、打鼾或呼吸困难；

（2）你的孩子存在异常的夜醒或令人担忧的夜间恐惧；

（3）你的孩子入睡困难，维持睡眠困难，和（或）存在影响日间行为的其他睡眠问题。

## 5 怎样给孩子进行科学的如厕训练

如厕训练，如同开口讲话和独走一样，是儿童早期的一项重要能力。近年来，一次性纸尿裤（尿不湿）走进千家万户，给很多家长和照护者带来了许多便利，然而，尿不湿的过度依赖会限制婴幼儿膀胱和直肠控制能力的获得，最终给孩子和家庭带来极大的生理和心理困扰。因此，在合适的时间使用科学的方法给孩子进行如厕训练，十分重要。

## （一）排便、排尿功能的发育

如厕训练是婴幼儿获得排便、排尿控制的有效训练方法，它不仅涉及复杂的神经、肌肉协同参与，同时受社会文化习俗和环境物质条件的影响。在给孩子进行科学的如厕训练前，我们先要来简单学习下人体排便、排尿功能的发育。

排便和排尿，在医学上统称为"排泄"，是一种复杂的生理条件反射。新生儿的排泄由低位大脑控制，几乎不需要大脑意识的参与，故无论何时何地，只要直肠粪便或膀胱尿液充盈到一定程度，大小便即会排出。自主控制排泄功能需要复杂的神经生理调节功能相互协调、完善后才能得以发展。通常情况下，儿童能够自主控制排泄尿或粪便首先需要儿童认知水平发展到一定的程度，同时还需要其运动功能能够使他自主前往厕所或固定排泄地点，并且主观上愿意独立前往厕所。对于发育正常的儿童来说，一般 2 ～ 3 岁能够发展出稳定的自主控制排泄功能。

## （二）如厕训练的开始时间

由于每个孩子发育的个体差异性，如厕训练的开始时间并不是固定的。一般情况下，需要等到孩子生理、认知和情感等能力满足整个如厕训练的大部分环节后。在开始进行如厕训练前，家长需要注意观察孩子是否已经准备就绪。

一旦孩子出现以下信号时，便可考虑开始给孩子进行如厕训练：

● 能够保持尿不湿干燥至少 2 小时；

● 可以自己穿脱衣服；

● 能用表情或语言表达要小便和大便；

● 对马桶或如厕训练马桶产生兴趣；

● 能够独立行走；

● 能听从父母简单的指令。

## （三）如厕训练的方法和步骤

谈到如厕训练的方法，可谓五花八门。由于每个孩子的差异性，家长可以根据孩子个体特点来灵活选择适合孩子的训练方法，但无论选用哪种方法，如厕训练的核心都在于培养孩子良好的排便条件反射，即通过训练，使孩子能够在合适的时间、地点和场合，有便意时，可以很好地完成排便、排尿。在此，本书介绍一种以儿童为中心的训练方式。

以儿童为中心的如厕训练理论强调在儿童生理和心理准备好了（一般18～30月龄）以后再开始训练，着重于顺应儿童自主控制排泄功能的发育，强调灵活性，要求减少训练中的冲突和焦虑。在开始进行如厕训练前，家长需要时刻留意孩子做好如厕训练准备的信号是否出现，一旦孩子出现上述所讲的信号时，便可考虑开始进行训练。具体的如厕训练步骤如下：

（1）给孩子介绍便盆或马桶，并教会孩子将便盆或马桶和如厕联系起来（在此之前需要精心挑选一个合适的便盆或马桶）；

（2）当孩子逐渐对便盆或马桶产生兴趣时，试着让孩子穿好衣服坐在便盆或马桶上（刚开始可以将便盆或马桶放置在孩子熟悉的地方，不一定要放在卫生间）；

（3）在坚持一周至两周穿着衣服坐便盆或马桶后，试着让孩子脱去衣服，光着屁股坐在便盆或马桶上；

（4）当孩子尿湿纸尿裤时，可以将尿湿的纸尿裤扔进便盆或马桶，给孩子展示尿液和粪便应该去的地方；

（5）一旦孩子明白上述意思后，便可以每天带孩子去坐几次便盆或马桶；

（6）当孩子熟练掌握并变得自信后，可以短时间试着将纸尿裤脱去，并将便盆或马桶放置在孩子熟悉的地方，鼓励孩子自己独立地使用便盆或马桶如厕；

（7）以上这些步骤完成后，开始给孩子使用训练裤，并教会孩子如何穿脱训练裤。

在如厕训练过程中，家长切记不可打骂、责罚孩子，而应该在孩子取得进步时，采取表扬和鼓励的方法来强化孩子的正确行为。

最后，如果家长在给孩子训练如厕的过程中，遇到了无法解决的问题，建议及时向儿科医生求助。

## （四）如厕训练过程中常见的问题

（1）便秘。便秘是孩子拒绝如厕训练的原因之一。长期的便秘会让大便滞留并堆积在直肠内。当大便变得越来越多、越来越干硬时，孩子排便时就会感觉疼痛，不敢排便，最终导致直肠神经对大便失去感觉和控制，粪便和粪便周围的粪水便会顺着肛门流出来，弄脏孩子的尿布和裤子，即导致遗粪的发生。因此，家长平常要注意观察孩子的排便次数和大便性状，一旦发现孩子有便秘的迹象时

（大便变干变硬，排便时肛门和直肠周围感到疼痛，孩子对进食失去兴趣），应及时向医生求助，以查明便秘的原因并进行相应的干预和治疗。

（2）遗粪（不自主地排出正常大便）。遗粪的病因分为器质性和功能性两大类。器质性遗粪主要指由一些潜在的疾病所导致的遗粪，如直肠肛门先天发育不全、先天性巨结肠术后后遗症、先天性脊柱裂、脊髓损伤、脊髓肿瘤、脑瘫以及影响盆底肌群和肛门外括约肌的疾病。临床上，功能性原因导致的遗粪占绝大多数，这当中有 75%～90% 的遗粪与便秘有关。一旦孩子 4 周岁及以上还有遗粪，就需要及时寻求医生的帮助了。

（3）尿床。尿床也称为遗尿，其病因也可分为器质性和功能性两大类。器质性遗尿主要指由一些潜在的疾病所导致的遗尿，如泌尿道感染、泌尿道畸形、癫痫、糖尿病、尿崩症和膀胱不稳定等。临床上，功能性遗尿占绝大多数。一旦孩子 5 周岁及以上还有遗尿，就需要及时寻求医生的帮助。

综上所述，便秘、遗粪和遗尿这三大常见问题会加大孩子如厕训练的难度。家长遇到上述问题，不必过于恐慌和焦虑，应该减少孩子如厕训练的压力，并咨询医生。

#  怎样玩儿才能越玩儿越聪明

很多家长会觉得，玩和学习是对立的，玩就是浪费时间。然而爱玩是孩子的天性。有研究显示童年时期玩得比较充分的孩子长大后的智商和情商都高于社会平均水平。我国著名科学家钱学森小时候喜欢玩扔纸镖的游戏。由于他叠的纸镖，外形对称缝隙很小，所以他的纸镖总是飞得最高、最远。和同伴之间的玩耍养成了钱学森善于思考的习惯，为他日后的发展打下了良好的基础。因此玩物不一定丧志，科学地玩耍反而会让孩子在快乐中提升智慧。

## （一）玩耍的好处

玩是幼儿的基本活动形式，是幼儿的"第二生命"，孩子在自由的玩耍中能获得愉快的体验，他的社会性、智力和情感也能得到全方位发展。有专家认为，玩耍是孩子在练习某种生活技能。孩子玩耍的意义不仅局限在童年时期，他早年在游戏中表现出的性格特点甚至玩耍的内容，都会出现在以后成年时期的工作和生活中。

（1）玩耍能帮助孩子"长个子"。孩子尽情地玩耍有助于增强他的身体素质，锻炼心肺功能。比如在"跳皮筋""丢沙包""老鹰捉小鸡"等体育游戏中，通过追逐嬉戏消耗孩子的体能，能增加孩子的食欲，促进消化系统的发育。孩子吃得香、睡得好，自然会长得快。

（2）玩耍能帮助孩子"长脑子"。孩子从出生的第一天起就在玩耍中感知外界环境。孩子通过眼睛看，发展视觉；通过双手摸，发展触觉；通过鼻子闻，发展嗅觉；通过嘴巴尝，发展味觉。本质上，玩耍就是一种隐性学习。孩子在玩耍中接触新的事物，体验新的感觉，学习新的规则，解决新的问题，他的智力也会在实践中得到发展。

（3）玩耍能帮助孩子"开口说"。玩耍时，同伴之间的交流能激发孩子诉说的愿望。他们喜欢相互模仿、交流，用各种自己知道的词汇去表达天马行空的想象。孩子在这种不断实践中丰富了词汇量，锻炼了自己的表达能力。

（4）玩耍能帮助孩子"会社交"。孩子在和同龄人玩耍时，实现了"去自我中心"。就是说，孩子在玩耍中通过与他人合作、遵守规则、等待、请求、表达自己，学会了考虑别人的感受，而不是一直活在自己的小世界里。同时集体游戏可以锻炼孩子识别他人情绪以及调控自己情绪的能力。

## （二）玩耍的方式

玩耍是孩子探索和了解外界的方式，当然，这种玩耍并不是放任不管，而是让孩子多参与寓教于乐、以玩为学的游戏。以玩耍为手段，以教育为目的，培养孩子在艺术、语言、运动等多方面的能力。

（1）角色游戏。角色游戏是孩子通过模仿、想象来扮演角色，表现现实生活的一种游戏形式。它是孩子在幼儿期进行的最典型、最有特色的一种游戏。

①对于低龄幼儿，家长应主要创设以"家"为中心的主题，在孩子自主扮演角色的前提下，利用成品玩具，引导故事情节的发展。

②对于大龄儿童，家长应以参与者的身份与孩子一起玩游戏，游戏结束后让孩子用自由讨论的形式总结自己的表现。

（2）表演游戏。孩子根据自己的兴趣爱好，按照童话或故事中的情节扮演某一角色。扮演角色不仅有利于发展孩子的语言能力，还能培养他们对文学艺术的兴趣和创造力。主要分为幼儿表演、桌面表演、木偶表演、影子戏。

①表演游戏进行前，家长应依据孩子的兴趣和自身特点选择合适的表演素材，引导孩子共同参与游戏的准备并且合理分配角色。

②表演游戏进行中，家长可以同台演出或者以观众的身份表达出对孩子表演的欣赏并提出建议。

③表演游戏结束后，家长应组织孩子进行讨论，通过提问丰富孩子对角色的认识。

（3）建构游戏。指用各种材料搭建物体，比如用沙子堆城堡，用积木搭停车场等。孩子用材料搭、拼、摆成各种建筑物的同时，既学习了物体的空间概念，理解了整体与局部的关系，还锻炼了手眼协调能力。下面举一个用积木搭建房子的例子。

家长可以先带着孩子观察自家小区的样子，让孩子在纸上画出来，接着让孩子自由搭建，家长可以在旁边陪同，如果孩子遇到问题，如房屋坍塌、设计不合理等，家长可以耐心引导孩子先分析问题再想出合理的解决方案。最后，等孩子完工，再让孩子表达自己游戏过程中的体验。

（4）智力游戏。智力游戏是包含有智力因素的游戏形式，比如我们经常玩的象棋、魔方、拼图等。家长应鼓励孩子玩智力游戏，为孩子选择合适的游戏种类，帮助他们理解游戏的规则。智力游戏不仅可以锻炼孩子的逻辑思维，还能促进孩子想象力的发展。

①对于低龄幼儿，游戏应以简单具体的实物操作为主，如给小熊穿衣服；

②对于大龄儿童，家长应逐步提高游戏的复杂性和连贯性。例如下象棋前，先告知孩子游戏规则，让他自己阅读棋盘，之后与他分享自己的经验并让孩子再次解读棋盘；下象棋时，自由行棋，让孩子体验输赢，体验挫折；下象棋后，梳理游戏过程中的问题并探讨解决方法，再次行棋，增强孩子的游戏体验，最后对孩子的表现给出正面评价，让他们在游戏中得到正反馈，提高积极性。

## （三）指导游戏时家长要注意什么

（1）顺应孩子的发展规律。不同年龄的孩子会有不同的能力，家长们切勿揠苗助长，否则必然适得其反。比如有些家长为了让孩子不输在起跑线上，在孩子1岁时就买益智的玩具，然而这个时期的孩子对此类玩具并无兴趣，最终只能徒劳无功。

（2）尊重孩子的兴趣。兴趣是最好的老师，有了兴趣孩子才能更加专注。比如孩子到一定年龄喜欢玩水，有些家长怕危险不让孩子玩，但是当家长不在身边的时候，孩子可能会偷偷玩，也许会导致更加严重的后果。因此，家长在保证安全的前提下，可以让孩子玩水，同时教会他一些常识，让孩子在玩的过程中收获知识。

（3）不主导游戏。孩子主导游戏有利于开发创造性的思维。家长随意打乱游戏节奏，一方面会影响孩子的专注力培养，另一方面会破坏孩子内心的安全感，长期如此，孩子可能会失去玩耍的乐趣和信心。

看到这里，相信很多家长对孩子的玩耍都有了新的认识。玩耍并不是弊大于利，家长要正确地引导孩子，让孩子在轻松的氛围中茁壮成长、越玩越聪明！

 **7 怎么提升孩子的社交技能**

社交是每个人都无法逃避的话题。人类就是群居动物，社交形式也随着时代的发展在不断变化。从原始的书信到当今的互联网，社交形式越发多样，社交技能对个人来说也越发重要。相信不少家长也很苦恼，自己都是社恐，该怎么帮助孩子呢？

## （一）损害社交技能的常见病

临床上很多疾病都可以引起社交问题，如自闭症、语言发育障碍、智力障碍、发育迟缓等。自闭症的核心症状是社会交往障碍，自闭症儿童常沉迷在自己的世界，无法与外界沟通。目前国内外治疗自闭症的方法很多，但只有针对这一核心障碍的有效干预，才可以更好地提高自闭症儿童的社会交往能力。发育迟缓的孩子由于智力、语言落后，导致社交能力落后。以人际互动为主的干预训练方式可以有效地帮助患儿改善症状。

### （二）提高社交技能的小妙招

（1）父母是孩子的第一任老师。家长通过长期陪伴、耐心倾听、有效沟通建立健康的家庭模式，有利于孩子学习正确的互动方式。孩子对于父母的关系异常敏感，因此，家长切忌在孩子面前发生过激行为（如摔东西、互相打骂），即使发生冲突也一定要当着孩子的面解决问题并和解。

（2）有针对性的社交技能训练能有效帮助孩子发展出更好的行为方式。不同孩子与人社交时表现出不同特点，有的霸道，有的腼腆。家长应从孩子自身情况出发，找出孩子社交中的主要问题，与孩子进行角色游戏，改正不当行为，当孩子表现优异时及时给予奖励，强化训练结果。

（3）引导孩子识别和接受内心的感受。家长应定期与孩子交流，鼓励孩子说出内心的想法，启发孩子去思考带来不同内心感受的事件源头或本质，联想表达这些感受后的益处或者行为后果，及时调整自己的情绪。多问问孩子"如果你是他，你会怎么想"，让孩子学会换位思考。

（4）孩子和同龄人相处，能学会融入群体、解决问题。家长们可以多组织家庭聚会或者户外活动，给孩子们更多的相处时间。家长要鼓励孩子学会分享，避免冲突发生，同时，对孩子们在相处中表现出的合作行为应及时给予表扬，增强孩子的团队意识。

（5）教孩子学会用欣赏的眼光看待别人。家长可以在家里通过闲聊的方式，引导孩子参与讨论，客观分析他人的优点，鼓励孩子勇敢地赞美对方。通过本方法的练习，孩子能学会主动发现别人的闪光点。

（6）通过角色扮演让孩子在游戏中学会社交。家长应根据孩子的实际情况，模拟常见的社交情景，与孩子练习不同角色间的交流方式，通过别人的表情及动作观察他们的情绪变化。家长们也可以为孩子邀请玩伴，建立游戏规则，让孩子们在轻松的氛围中培养社交能力。

（7）家长应该和孩子建立亲密的信任关系，积极回应孩子不同的情绪状态，让孩子获得充分的安全感。根据社会学习理论，获得信任的成人能够有效地给孩子做角色示范。此外，舒适的家庭氛围和开明的沟通模式，有利于孩子在社交场合中自信地与他人交流。家长们应随时随地帮助孩子学习社交表达技巧，耐心地解答孩子遇到的社交问题。

（8）家长们可以陪孩子观看家庭生活类电影或者电视剧，学习别人的各种社交行为。在观看过程中，家长可以通过闲聊的方式让孩子学习剧中人物遇到冲突时的解决方法。观看结束后，家长可以引导孩子对刚才的剧情进行思考，提炼精彩环节，帮助孩子学习社交互动的技巧。

## （四）帮助孩子提高社交能力时家长应注意什么

（1）尊重孩子。家长应该清楚地认识到孩子在不同年龄阶段需要不同的社交技能。培养孩子社交能力的出发点是让他在带给别人愉悦的感受和体验时，自己也能感受到快乐。

（2）不贴标签。有些内向的孩子天生比较缺乏安全感，在社交中会感到焦虑。家长发现孩子的恐惧时，千万不要失望地对孩子说："你这么胆小不适合参加社交活动。"家长应该用积极的心态和他们一起面对内心的感受，并通过有针对性的练习和持续的鼓励，帮助孩子们慢慢克服恐惧感。

（3）不溺爱，少打骂。有些家长常过分疼爱自家的"小祖宗"，怕外面危险，就把孩子关在家里，长此以往，孩子会逐渐丧失社交能力，难以适应新环境，变得古怪、孤僻。也有些家长脾气比较暴躁，喜欢打骂孩子，这样会使孩子在社交中常表现得自卑胆怯。

父母应该认识到社交能力的重要性，积极地鼓励、支持、陪伴孩子，以身作则，给孩子树立正确的榜样。家长认真学习本文的小妙招，相信孩子一定会逐步提高社会交往能力。

## 8 怎样让孩子科学地进行锻炼

### （一）运动时间

学龄前儿童的运动能力与其骨骼、心肺健康、动作和认知发展以及社会心理健康等各方面均密切相关，并会持续影响成年期乃至一生的健康。

（1）保证运动量。学龄儿童每天 24 小时内累计运动时间应至少达到 180 分钟，中等及以上强度的运动应累计不少于 60 分钟。应注意，推荐中的 180 分钟、60 分钟都是全天的累积量，并不要求一次性完成，同时，上述身体活动时间又是推荐的最低标准，是促进儿童发育和满足其体能储备的最低要求。此外，还要考虑个体差异，对于原本就不活跃或体质较弱的幼儿，要注意循序渐进。

（2）每天应进行至少 120 分钟的户外活动。我国幼儿园工作规程中规定，幼儿户外活动时间在正常情况下每天不得少于 2 小时，高温、高寒地区可酌情增减。

（3）每天应尽量减少久坐。久坐是指一系列以坐姿或卧姿为主要动作形式的能量消耗较低的个体行为（睡眠除外）。久坐是独立于身体活动量之外的一项高危因素，即使身体活动量达到推荐量，一旦每天有较长时间的久坐，也会对健康产生不利影响。推荐学龄前儿童每天看屏幕时间累计不超过 60 分钟，且越少越好。久坐每次持续时间均应限制在 60 分钟以内。

（4）每天应有 10 ～ 13 小时的睡眠，并避免在睡前使用电子设备。

（二）运动类型

学龄前儿童的运动主要包括日常活动、游戏以及体育运动。

（1）日常活动，包括日常生活活动（比如用筷子吃饭、系鞋带、穿衣服等）、家务劳动（洗小件物品、擦桌子、扫地、整理玩具等）、外出（步行、上下楼梯、骑车等）。

（2）玩耍游戏，包括以发展基本动作技能为目标的游戏和以提高身体素质为目标的游戏。

①以发展基本动作技能为目标的游戏：

● 移动类游戏：障碍跑、跳房子、跳绳、爬绳（杆）、骑自行车、骑滑板车等；

● 姿势控制类游戏：金鸡独立、过独木桥、前翻滚、侧手翻等；

● 物体控制类游戏：推小车、滚轮胎、扔沙包、放风筝、踢毽子等；

● 肢体精细控制类游戏：串珠子、捏橡皮泥、折纸、搭积木等。

②以提高身体素质为目标的游戏：

● 提高灵敏度：老鹰抓小鸡、抓人游戏、丢手绢等；

● 提高平衡能力：过独木桥、金鸡独立、秋千、蹦床等；

● 提高协调性：攀爬（爬攀岩墙、攀爬架和梯子等）、学小动物爬行（熊爬、猩猩爬、鳄鱼爬等）。

（3）体育运动，包括游泳、体操、足球、篮球、跆拳道、武术、乒乓球、棒球、滑冰、滑雪等。

## （三）运动指导原则

幼儿的运动应以发展基本运动技能为核心目标，应通过丰富多样的运动来全面发展其基本运动技能。运动的选择应该多样，包括多种目标、多种环境、多种形式、多种强度，满足更多的身体活动要求；运动应目标合理、循序渐进，并避免在学龄前阶段过早进行专项训练；此外，运动时需要成人看护，避免发生意外伤害。

家长在日常家庭养育的过程中，应多参与亲子活动，培养儿童参与体育活动的兴趣。

**怎样让孩子高质量地学习**

## （一）语言促进

幼儿期是语言发展特别是口语发展的重要时期。幼儿语言的发展贯穿各个领域，也对其他领域的学习与发展有着重要的影响。幼儿的语言能力是在交流和运用的过程中发展起来的。家长应为幼儿创设自由、宽松的语言环境，鼓励和支持幼儿与成人、同伴交流，让幼儿想说、敢说、喜欢说并能得到积极回应。语言促进内容包括倾听与表达、阅读与书写准备。

（1）倾听与表达。

①认真听并能听懂常用语言：

● 多给幼儿提供倾听和交谈的机会。建议家长经常和幼儿一起谈论他感兴趣的话题，或一起看图书、讲故事。

● 引导幼儿学会认真倾听。家长要耐心倾听别人（包括幼儿）的讲话，等别人讲完再表达自己的观点，做好示范。比如与幼儿交谈时，要用幼儿听得懂的语言；对幼儿提要求和布置任务时要求他注意听，鼓励他主动提问。

● 对幼儿讲话时，注意结合情境使用丰富的语言，以便幼儿理解。例如：说话时注意语气、语调，让幼儿感受语气、语调的作用，如对幼儿的不合理要求以比较坚定的语气表示不同意；讲故事时，尽量把故事人物高兴、悲伤的心情用不同的语气、语调表现出来；根据幼儿的理解水平有意识地使用一些反映因果、假设、条件等关系的句子。

②愿意讲话并能清楚地表达：

● 为幼儿创造说话的机会并体验语言交往的乐趣：每天有足够的时间与幼儿交谈，如谈论他感兴趣的话题、询问和听取他对事情的看法等；尊重和接纳幼儿的说话方式，无论幼儿的表达水平如何，都应认真地倾听并给予积极的回应；鼓励和支持幼儿与同伴一起玩耍、交谈，相互讲述见闻、趣事或看过的图书、动画片等；方言和少数民族地区应积极为幼儿创设用普通话交流的语言环境。

● 引导幼儿清楚地表达。例如：和幼儿讲话时，成人自身的语言要清楚、简洁；当幼儿因为急于表达而说不清楚的时候，提醒他不要着急，慢慢说；同时要耐心倾听，给予必要的补充，帮助他理清思路并清晰地说出来。

③养成文明的语言习惯：

● 成人应注意语言文明，为幼儿做出表率。例如：与他人交谈时，认真倾听，使用礼貌用语；在公共场合不大声说话，不说脏话、粗话；幼儿表达意见时，成人可蹲下来，眼睛平视幼儿，耐心听他把话说完。

● 帮助幼儿养成良好的语言行为习惯。例如：结合情境，教给幼儿一些必要的交流礼节；对长辈说话要有礼貌，客人来访时要打招呼，得到帮助时要说谢谢等；提醒幼儿遵守集体生活的语言规则，如轮流发言、不随意打断别人讲话等；提醒幼儿注意公共场所的语言文明，如不大声喧哗等。

（2）阅读与书写准备。

①喜欢听故事，看图书：

● 家长应为幼儿提供良好的阅读环境和条件。例如：提供一定数量、符合幼儿年龄特点、富有童趣的图画书；提供相对安静的地方，尽量减少干扰，保证幼儿自主阅读。

● 激发幼儿的阅读兴趣，培养阅读习惯。例如：经常抽时间与幼儿一起看图书、讲故事；提供童谣、故事和诗歌等儿童文学作品，让幼儿自主选择和阅读；当幼儿遇到感兴趣的事物或问题时，和他一起查阅图书资料，让他感受图书的作用，体会通过阅读获取信息的乐趣。

● 引导幼儿体会标识、文字符号的用途。例如：向幼儿介绍医院、公用电话等生活中的常见标识，让他知道标识可以代表具体事物；结合生活实际，帮助幼儿体会文字的用途。如买来新玩具时，把说明书上的文字念给幼儿听，一起了解玩具的玩法。

②具有初步的阅读理解能力：

● 经常和幼儿一起阅读，引导他以自己的经验为基础理解图书的内容。例如：引导幼儿仔细观察画面，结合画面讨论故事内容，学习建立画面与故事内容的联系；和幼儿一起讨论或回忆书中的故事情节，引导他有条理地说出故事的大致内容；鼓励幼儿自主阅读，并与他人讨论自己在阅读中的发现、体会和想法。

● 在阅读中发展幼儿的想象和创造能力。例如：鼓励幼儿依据画面线索讲述故事，大胆推测、想象故事情节的发展，改编故事部分情节或续编故事结尾；鼓励幼儿用故事表演、绘画等不同的方式表达自己对图书和故事的理解；鼓励和支持幼儿自编故事，并为自编的故事配上图画，制成图画书。

● 引导幼儿感受文学作品的美。例如：有意识地引导幼儿欣赏或模仿文学作品的语言节奏和韵律；给幼儿读书时，通过表情、动作和抑扬顿挫的声音传达书中的情绪情感，让幼儿体会作品的感染力和表现力。

③具有书面表达的愿望和初步技能：

● 让幼儿在写写画画的过程中体验文字符号的功能，培养书写兴趣。例如：准备供幼儿随时取放的纸、笔等材料，也可利用沙地、树枝等自然材料，满足幼儿自由涂画的需要；鼓励幼儿将自己感兴趣的事情或故事画下来并讲给别人听，让幼儿体会用写写画画的方式表达自己的想法和情感；把幼儿讲过的事情用文字记录下来，并念给他听，使幼儿知道说的话可以用文字记录下来，从中体会文字的用途。

● 在绘画和游戏中做必要的书写准备，例如：通过把虚线画出的图形轮廓连成实线等游戏，促进手眼协调，同时帮助幼儿学习由上至下、由左至右的运笔顺序；鼓励幼儿学习书写自己的名字；提醒幼儿写字、画画时保持正确姿势。

## （二）数学认知促进

幼儿的思维特点是以具体形象思维为主。幼儿数学认知的促进应注重引导幼儿通过直接感知、亲身体验和实际操作进行学习，不应为追求知识和技能的掌握，对幼儿进行灌输和强化训练。

（1）初步感知生活中数学的有用和有趣。

①引导幼儿注意事物的形状特征，尝试用表示形状的词来描述事物，体会描述的生动形象性和趣味性。

进行参观、游览活动后，和幼儿一起谈论所看到的事物的形状，鼓励幼儿进行联想，并用自己的语言进行描述；和幼儿交谈或读书、讲故事时，适当地运用一些有关形状的词汇来描述事物。

②引导幼儿感知和体会生活中用到数字的地方，关注周围与自己生活密切相关的数字信息，体会数字可以代表不同的意义。

和幼儿一起寻找发现生活中跟数字有关的事物，例如：电话号码、时钟、日历和商品的价签等；引导幼儿了解和感受数字用在不同的地方，表示的意义是不一样的。

③引导幼儿观察发现按照一定规律排列的事物，体会其中的特点与规律，并尝试自己创造出新的排列规律。

和幼儿一起发现和观察按一定顺序排列的队伍；学习具有旋律和重复性词语的儿歌和故事，或利用环境中有序排列的图案（如按颜色间隔排列的瓷砖、按形状间隔排列的珠帘等），鼓励幼儿发现和感受其中的规律；鼓励幼儿尝试自己设计有规律的图案、创编有一定规律的动作，或者按某种规律进行搭建活动；引导幼儿体会生活中是有一定顺序和规律的事物，如一周七天的顺序是从周一到周日和一年四季按照春、夏、秋、冬轮回等。

④鼓励和支持幼儿发现日常生活中需要用到数学的问题，体会数学的用处。

玩拍球、跳绳、跳远或投沙包游戏时，可通过数数、测量的方法确定名次；滑滑梯时，按照"先来先玩"的规则有序地排队玩儿。

（2）感知和理解数、量及数量关系。

①引导幼儿感知和理解事物"量"的特征。

感知常见事物的大小、多少、高矮、粗细等量的特征，学习使用相应的词汇描述这些特征；结合具体事物让幼儿通过多次比较逐渐理解。

②结合日常生活，指导幼儿学习通过对应或数数的方式比较物体的多少。

鼓励幼儿在一对一配对的过程中发现两组物体的多少。

③利用生活和游戏中的实际情境，引导幼儿理解数的概念。

结合生活需要，和幼儿一起手口一致地点数物体，得出物体的总数；通过点数的方式让幼儿体会物体的数量不会因排列形式、空间位置的不同而发生变化；结合日常生活，为幼儿提供"按数取物"的机会，如游戏时，请幼儿按要求拿出几个球。

④通过实物操作引导幼儿理解数与数之间的关系，并用"加"或"减"的办法来解决问题。

（3）感知形状与空间关系。

①用多种方法帮助幼儿在物体与几何形体之间建立联系。

引导幼儿感受生活中各种物品的形状特征，并尝试识别和描述，如感受和识别盘子、桌子、车轮、地砖等物品的形状特征；鼓励和支持幼儿用积木、纸盒、拼板等各种形状的材料进行建构游戏或制作活动。

②丰富幼儿识别空间方位的经验，引导幼儿运用空间方位经验解决问题。

请幼儿取放物体时，使用他们能够理解的方位词，如把桌子下面的东西放到窗台上，把花盆放在大树旁边，等等；和幼儿一起识别场所的位置。如超市在家的旁边，邮局在幼儿园的前面；在体育、音乐和舞蹈活动中，引导幼儿感受空间方位和运动方向；和幼儿玩按指令寻宝的游戏，对年龄小的幼儿要求他们按语言指令寻找，对年龄大些的幼儿可要求按照简单的示意图寻找。

第 3 篇

要警惕

兴趣异常、叫名字不答应、眼神交流少，警惕自闭症

## （一） 自闭症是什么

自闭症，又叫孤独症，是一种严重的精神发育障碍，主要表现为社会交往和交流障碍、兴趣狭窄以及刻板重复行为。一般男女发病比例 3∶1～4∶1。

## （二） 自闭症有什么表现

自闭症的社交障碍和刻板行为在儿童 2 岁或 2 岁前即可出现，有 5 种行为可作为早期识别的依据，简称"五不"行为：不看或少看，不应或少应，不指或少指，不语或少语，以及不恰当的物品使用和不恰当的言语表达。

（1）不（少）看，指目光接触异常。自闭症患儿早期即开始在有意义的社交刺激下表现出视觉注视缺乏或减少，其中，对人尤其是人眼部的注视减少。

（2）不（少）应，包括叫名反应和共同注意。幼儿对父母的呼唤声充耳不闻。叫名反应不敏感通常是家长较早发现的自闭症的表现之一。

（3）不（少）指，即缺乏恰当的肢体动作，无法对感兴趣的东西提出要求。自闭症患儿可能早在 12 月龄时就表现出肢体动作的

使用频率下降，如不会点头表示需要、摇头表示不要、有目的地指向等。

（4）不（少）语。多数自闭症患儿存在语言出现延迟。家长最关注的也往往是儿童的语言问题。尽管语言发育延迟并非自闭症诊断的必要条件，其他发育行为障碍也常会表现出语言发育延迟，但对于语言发育延迟儿童，还是应注意排除自闭症的可能。

（5）不当，指不恰当的物品使用及相关的感知觉异常。自闭症患儿从 12 月龄起就可能会出现对于物品的不恰当使用，包括旋转、排列以及对物品的持续视觉探索。比如将小汽车排成一排，旋转物品并持续注视等。言语的不当也应该注意，表现为正常语言出现后却出现语言能力倒退，说难以听懂、重复、无意义的语言。

早期识别自闭症的表现非常重要，特别是在 2 岁以前进行干预，可能使部分有自闭症倾向的孩子发展正常。家长应了解自闭症的 5 个早期行为标志，如果怀疑孩子得了自闭症，应尽早带孩子到专业机构进行诊断，确诊后及时进行早期干预。

# ② 上课坐不住、好动、不听指令，警惕发育迟缓

在幼儿园上课坐不住、好动，或随意离开座位、不听老师指令……如果孩子有这些表现，千万别以为只是孩子"淘气"而已，有可能是孩子的发育迟缓了。发育迟缓的孩子是否也如老一辈所说的那样"发育晚一些，大一点儿就会好的？"

## （一）什么是发育迟缓

发育迟缓是指 6 岁以下儿童在运动、语言、认知及行为发育等方面明显落后或异常。如果孩子只是单纯地存在语言发育迟缓或者运动发育迟缓，那么问题相对小一些。如果存在运动、认知、语言、社交等 2 个及以上领域都落后，那么孩子的问题可能就比较严重了，恢复起来也就会更难。

## （二）孩子有怎么样的情况需要警惕发育迟缓

（1）对于 3 岁的孩子来说，如果出现以下行为，需提高警惕。

①不会把球从手里扔出去。

②不会原地跳起。

③不会骑三轮车。

④不会用抓握的方式拿住蜡笔。

⑤不会涂鸦。

⑥无法垒起至少 4 块积木。

⑦每当父母准备暂时离开时仍会黏着不放或大哭大闹。

⑧对互动游戏没有兴趣。

⑨不理睬其他孩子。

⑩对家人以外的人没有反应。

⑪不会玩儿有幻想成分的游戏。

⑫不肯自己穿衣服、睡觉、用坐便器。

⑬只要一生气或不开心就立刻情绪失控，没有任何自控能力。

⑭不会描画圆形。

⑮不会使用由至少 3 个词汇组成的句子。

⑯不会正确使用"我"和"你"。

（2）对于 4～5 岁的孩子来说，如果出现以下行为，需提高警惕。

①出现极端恐惧或极端胆怯的行为。

②极端好斗的表现。

③每次跟父母分开时都会强烈抗拒。

④注意力极易分散，对任何活动的注意力都不会超过 5 分钟。

⑤没有兴趣跟其他孩子一起玩儿。

⑥对人一般没有反应，或只有非常敷衍的反应。

⑦很少玩儿幻想或模仿游戏。

⑧大部分时候都看起来很不开心或很难过。

⑨参与的活动种类很单调。

⑩回避其他孩子和大人，或者表现冷漠。

⑪情绪表达不丰富。

⑫不会自己吃饭、睡觉或上厕所。

⑬分不清想象和现实。

⑭看起来非常消极。

⑮不理解含有介词的复杂指令（"把杯子放在桌子上""把沙发下面的球拿出来"）。

⑯不能正确说出自己的姓名。

⑰不会跟大人讲自己的日常活动和经历。

⑱无法垒起 6 ～ 8 块积木。

⑲握蜡笔的姿势看起来很别扭。

⑳不是很会穿脱衣服。

㉑不会好好刷牙。

㉒不会自己洗手并擦干。

当然，不是说只要在其中某一阶段出现以上 1 个或几个行为，就给孩子扣上"发育迟缓"的帽子。而是，如果出现了上述情况，可能意味着存在问题，需要家长注意，找专业医生进行更详细的咨询和评估。一旦确诊，应当早期识别、早期干预，选择适合儿童认知发育水平的特殊教育，以及综合康复训练，使发育迟缓儿童的潜能得到最大限度的发挥，以追赶上甚至达到正常儿童的发育水平。

## ③ 站没站相、坐没坐姿，警惕平衡功能异常

您的孩子是不是总是坐不住或停不下来？

出门经常摔跤，身上青一块紫一块？

站没站相，坐没坐姿？

如果您的孩子有以上的表现，很有可能不是调皮或是习惯，而是平衡功能异常！

### （一）平衡功能

平衡功能是中枢神经系统控制身体重心和维持姿势稳定的功能。

在儿童期的早期，平衡功能就开始发展，并一直持续到成人期，是儿童保持体位、完成各项生命活动的基本保证，也是动作发展的基础。研究显示，73% ～ 87% 动作发展低下的儿童平衡能力不足，而在发展早期，掌握好基本运动技能是关键。平衡技能是人的基本运动技能之一。

### （二）静态平衡与动态平衡

平衡一般可以分为静态平衡和动态平衡。静态平衡是动态平衡的基础，没有静态平衡的稳定，就没有动态平衡的发展。

（1）静态平衡是人体在没有外力作用下维持某种固定姿势的能

力。静态平衡主要靠肌肉的等长收缩和关节两侧肌肉的协同收缩来实现。

（2）动态平衡指人体在外力作用下或克服重力作用时，需要不断调整自己的姿势来维持新平衡的能力。动态平衡主要依赖于肌肉的等长收缩来实现，包括自动动态平衡和他动动态平衡两种。前者是指人体在进行各种自主运动时能够重新获得稳定状态的能力；后者指人体对外界干扰（如别人推、拉等）产生反应时恢复稳定状态的能力。

### （三）平衡功能异常的临床表现

平衡功能异常的常见表现为：基础性日常活动的执行力低，如动作笨拙、缓慢，手眼协调差，反应迟钝，坐姿、站姿不良等。运动中身体不稳，跌倒风险增加，会给孩子带来严重的心理阴影，对其成长乃至一生都会造成不良影响。

### （四）评估方法

（1）功能性前伸测验。儿童站立，手臂伸直，尽量前伸且同时能保持身体稳定，记录手指所能达到的最远距离。

（2）睁眼单腿站立试验。儿童一腿弯曲，脚抬离地面15～20厘米，双腿微微分开，保持身体直立，双手自然下垂，记录单腿站立所维持的时长，每个儿童每条腿测试两次。

（3）闭眼单脚站立试验。儿童站在平坦的地面上，抬起一条腿并闭上双眼，若眼睛睁开或腿放下，则测试结束，记录维持站立的时间，每个儿童每条腿测试两次。

## （五）怎样进行干预

（1）平衡功能训练。

①单脚站：双手叉腰，站于平地，身体保持稳定，记录维持该姿势的时长，两只脚轮替进行训练（见图 3-1）。

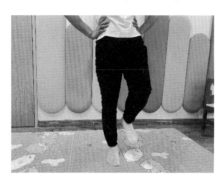

图 3-1　单脚站平衡功能训练

②平衡垫站立训练：双手叉腰，双脚站在平衡垫上，保持平衡；双手叉腰，单脚站于平衡垫的中心，维持身体直立，保持平衡（见图 3-2）。

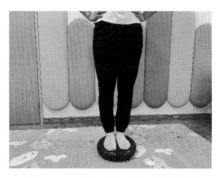

图 3-2　平衡垫站立平衡功能训练

# ④ 2岁还没开口或只能说几个词，警惕语言发育迟缓

　　每个家长都希望孩子口齿伶俐，能说会道，但是有些孩子到了说话的年龄，甚至2岁以后还迟迟不开口或者只能说几个词，这就要引起家长的高度重视了，应尽早带孩子到医院就诊，看看孩子是否存在语言发育迟缓。

　　语言发育迟缓是指儿童在发育的过程中，语言发展遵循正常发育顺序，但落后于正常发育速度，未达到与其年龄相应的水平。语言发育迟缓不仅会影响儿童的认知功能，还会影响儿童的情绪、个性及人际关系的发展，甚至会导致儿童心理异常。

## （一）语言发育迟缓的常见原因

　　（1）特定性语言障碍。这类儿童一般在智力、听力、行为等方面都是正常的，就是说话很晚，可能到了两岁半或3岁还什么都不会说，但是这类孩子的理解能力是正常的，能明显感觉到可以听懂家长的话。

　　（2）孤独症。语言迟缓往往是多数孤独症儿童就诊的原因，但孤独症儿童除了语言迟缓外，更重要的是社交的困难。

　　（3）智力障碍。语言是智力的重要组成部分，智力障碍是语言发育迟缓的常见原因。幼时智力发育落后的儿童其语言能力也明显落后于同龄儿童。

（4）环境因素的影响。近年来电子产品的盛行导致儿童语言环境受到轻度剥夺，导致儿童语言发展落后，部分儿童还伴有类似于孤独症的社会交往能力落后。

（5）听力障碍。存在听力障碍的儿童，语言发育大多也会迟缓。一旦确诊，应尽早干预，可用助听器或人工耳蜗解决听觉问题，让患儿在有声环境中获得语言训练。

语言发育迟缓的预后主要与是否及时治疗以及病因有关，一般来说，由于智力障碍、孤独症等疾病引起的语言发育迟缓预后较差。单纯性语言迟缓患者在经过正规有效的干预后，可以明显改善症状。当然，首先应进行全面的发育评估和医学评估查找病因并明确孩子语言发育的水平。日常生活中，要减少甚至避免孩子跟手机、iPad、电视等电子产品的接触，增加有效的亲子互动和语言刺激。家长要说得多，说得简单、清晰，并且创造有利于孩子语言发育的环境。

## ⑤ 孩子容易生气、发脾气，警惕情绪问题

在家庭养育过程中，一部分家长常常会发现自家孩子有发脾气、尖叫、无理哭闹、扔东西等情况，有时任凭家长如何命令或者安抚都无法让孩子安静听话。不少家长常常会感到困惑。这该怎么办呢？为什么别家的小朋友懂事听话，我的孩子却这么不可理喻呢？这种情况下我们需要特别关注孩子的情绪问题。

## （一）孩子情绪表达的重要性

家长们可能会感到困惑，大人有情绪问题很正常，但小朋友无忧无虑，也会有情绪问题吗？其实，从婴幼儿开始，不同年龄的孩子都有他们表达情绪的方式，但是带养人往往容易忽视婴幼儿的情绪表达。例如，新生儿通过哭闹表达不开心、寻求安抚，婴儿通过开心地笑、伸出双手索要拥抱来回应带养人。当孩子哭闹时，一部分家长常误以为对孩子的哭泣进行回应会娇纵孩子，殊不知忽视孩子哭泣会导致孩子焦虑水平升高，从而影响孩子的情绪调控和社交能力。因此，我们需要深刻地认识到良好的情绪表达是儿童社会化、形成健康人格的重要基础，尤其在早期发展的关键时期我们需要全方位地关注孩子的身心健康，科学指导孩子管理情绪。

## （二）如何引导孩子学习情绪管理

（1）我们需要引导孩子学会共情，特别是让孩子通过自己或他人的表情、动作、语调等识别情绪。

（2）遇到问题时，引导孩子调控情绪。当孩子在一些生活场景中（如被其他人夺去心爱的玩具或者被误解时），可能会表达自己的愤怒、委屈等强烈情绪，家长可以引导孩子练习描述事情发生的经过，同时要体会孩子的心情，引导孩子正确地面对，从而舒缓情绪、减少肢体表达。

（3）注意运用合理的沟通方法，与孩子一起思考，并以身作则。家庭是社会的一面小镜子，孩子的启蒙老师首先是身边的亲人。因此，在带养过程中，家长应发挥榜样力量，为孩子示范如何表达情绪、需求及解决问题。引导情绪并不是长篇大论讲道理或者回避沟通，而应该是发自内心的体会及呵护，因为让孩子拥有健康的人格，成为诚实、勇敢、善解人意、自立自强的人，才是家庭教育最为关键的目标。

## 6　持续发热、眼睛发红和皮疹，要警惕川崎病

### （一）川崎病是什么

如果孩子持续发热 5 天以上，在发热的过程中身上有过皮疹，双眼结膜明显充血（也就是俗称的"兔子眼睛"），这时就需要警惕孩子是否得了川崎病。川崎病又称皮肤淋巴结综合征，是以日本川崎富作的名字命名的一种疾病。这是一种以全身血管炎为病变的急性发热出疹性疾病，多发于 5 岁以下婴幼儿，3 个月以下婴儿少见，但是也会发生。该病主要表现为反复发热、多形性皮疹、颈部淋巴结肿大、眼结膜充血、口腔黏膜弥漫充血、杨梅舌、掌跖红斑、早期手足硬性水肿，晚期指趾端膜状脱皮等。由于该病可引起冠状动脉扩张从而导致严重的心血管并发症，故应引起医生和家长的高度重视。

至今该病的发病原因仍不明确。患儿常以高热（大于 39 摄氏度）为最初表现，发热 5 天以上，发热数日后掌跖面红肿且痛，躯干部可出现大小不一的斑丘疹，面部四肢亦有，不痒，无疱疹或结痂，皮疹有时呈一过性出现；两侧眼结膜充血，球结膜尤重，没有

明显的脓性分泌物；嘴唇红肿、干燥和皲裂，甚至有出血；舌头常呈杨梅舌，口腔黏膜充血，但无溃疡。部分患儿早期有淋巴结肿大，一侧或双侧，非化脓性，数日后消退，有时肿胀波及颌下。部分患儿手、足部脱皮，部分患儿也可先表现为肛周脱屑。每个患儿的临床表现不一致，很多呈现不典型的症状，给该病的诊断和治疗带来了一定的困难。

## （二）如何应对川崎病

如果诊断明确或者考虑为不典型川崎病的时候，就需要考虑进行治疗。首先进行静脉输注丙种球蛋白治疗，可降低冠状动脉瘤并发症的发生率，同时需要口服阿司匹林，并且后期随着病情好转减少小剂量。

本病大多预后良好，大部分的患儿可自行恢复，但 5% ～ 9% 的川崎病患儿可发生冠状动脉瘤。由于冠状动脉瘤有破裂、血栓闭塞、心肌梗死的可能，所以出院后需要根据医生的建议定期复诊。所有川崎病患者均应避免久坐不动的生活方式，是否参与竞争性体育活动需要视患者的冠状动脉状况、负荷试验的结果和抗血栓治疗情况等而定。

## 7 突然面色苍白，心慌，要警惕心律失常

如果孩子在运动、激动或者剧烈哭吵的过程中突然出现面色苍白、心跳加快、心慌时，需要警惕心律失常的发生。小儿心律失常主要表现为心跳节律不规则或心率高于／低于同龄儿的正常心率范围。由于心脏传导系统发育未成熟、生理功能不健全和植物神经不稳定，小儿更易发生心律失常。但很多患儿无自觉症状或不能自诉，该病的具体发病率尚不清楚。

### （一）儿童心律失常的原因

儿童心律失常多见于无器质性心脏病的小儿，疲劳、紧张、植物神经功能紊乱等可为诱因，也可发生于患有心肌炎、心肌病、先天性心脏病或风湿性心脏病的儿童身上。一些药物如拟交感胺类、洋地黄、奎尼丁中毒及缺氧、酸碱平衡失常、电解质紊乱（低血钾）、心导管检查、心脏手术等均可引起心律失常。

### （二）儿童心律失常的诊断

心律失常的诊断主要依据心电图。部分偶发心律失常，12 导联心电图检查正常者可进行动态心电图检查，提高诊断阳性率。同时心脏超声可明确患儿是否合并患有结构性心脏病或心功能不全。心脏 MRI 或 CT，可辅助性诊断心肌炎症性、缺氧缺血性病变，心肌

结构或心脏功能改变。还可进行运动试验，通过观察运动时心律失常的变化，可评估其严重程度，判断预后，以及决定是否需要干预或是否需要限制运动等。还有一种心脏事件记录仪，主要应用于偶发事件而动态心电图等无法捕捉的情况，由于其可记录数天或数月的心脏事件，因此可应用于诊断一些低频率心律失常，但因为是有创的植入，需征得家长的理解和同意。

## （三）儿童心律失常的治疗

心律失常的治疗主要包括物理治疗、药物治疗和射频消融等多方面。心律失常是否严重、是否危险、是否需要治疗，不能凭感觉盲目判断，出现不适后应尽快就医。

# 8 感冒发烧、腹泻后精神萎靡、呕吐并伴有腹痛，要警惕心肌炎

## （一）病毒性心肌炎是什么

孩子感冒发烧或者腹泻后出现精神萎靡、呕吐并伴有腹痛，要警惕心肌炎，家长需要留意。心肌炎临床症状可轻可重，每个孩子表现不一。轻型心肌炎在治疗原发病和进行营养心肌处理后，一般很快会治愈，预后良好，但如果进展成重症心肌炎，不及时处理，有时可危及生命。重症心肌炎除了有心脏不舒服的表现如胸闷、气短等，还会合并如乏力、面色苍白、头晕、胃纳差等情况，如果出现这些情况，一定要及时带孩子到医院就诊。

病毒感染后怎么会得心肌炎呢？病毒性心肌炎是指病毒感染心肌后，通过直接损伤心肌细胞和（或）通过引发自身免疫反应导致心肌细胞坏死、变性和间质炎性细胞及纤维素渗出的过程。有时病变也可累及心内膜或心包。临床可呈暴发性、急性和慢性过程。该病大多预后良好，少数可转为慢性，发展为扩张性心肌病。

### （二）病毒性心肌炎的诊断和治疗

　　到目前为止，国际上尚没有统一的病毒性心肌炎临床诊断标准。心内膜心肌活检后的病理组织学诊断标准目前仍为病毒性心肌炎诊断的金标准，但阳性率低。病毒性心肌炎起病前 1～3 周常有呼吸道感染或消化道感染等前驱病毒感染史，临床表现轻重不一，有不存在任何临床表现的隐性发病者，也有重症暴发导致猝死者。轻型可无自觉症状，或表现为心悸、胸痛、胸闷、心前区不适、乏力、面色苍白、腹痛、恶心、呕吐等。重者起病较急，可表现为突然发生的心力衰竭、心源性休克、严重心律失常、阿 - 斯综合征发作，甚至导致猝死。部分病人呈慢性过程，演变为扩张性心肌病。

　　病毒性心肌炎目前尚无特效治疗手段，应结合患儿病情采取有效的综合治疗。

　　（1）卧床休息对于心肌炎的恢复非常重要，可以减轻心脏负荷及减少心肌氧耗量。

　　（2）抗病毒治疗，对处于病毒血症阶段的早期病人或者心肌活检证实有病毒复制的病人，可选用抗病毒治疗。干扰素对病毒性心肌炎有较好的疗效，可阻断病毒的繁殖，同时调节机体免疫。

　　（3）心肌能量代谢赋活药，包括大剂量维生素 C、辅酶 Q10、果糖二磷酸（FDP）等。

（4）免疫抑制剂。疗效还没有定论，一般病例不宜常规应用。

（5）大剂量丙种球蛋白。疗效还没有定论，但多数研究认为疗效良好。目前多用于严重心律失常的重症患者。

病毒性心肌炎恢复后需要根据前期感染的严重程度决定随访方案，部分患儿需要停止运动。

## ⑨ 孩子拉肚子，警惕脱水

### （一）拉肚子也会有生命危险

"腹泻病"，俗称"拉肚子"，是由多种因素引起的以大便次数增多、性状改变为特点的一组疾病，多为婴幼儿发病，是世界性公共卫生问题。据有关资料显示，我国5岁以下儿童腹泻病的年发病率为201%，平均每年每个儿童年发病3.5次，其死亡率为0.51%。因此，小儿腹泻病的防治十分重要。腹泻病患儿可能以消化道症状为主要表现，可同时伴有全身症状比如发热、电解质紊乱等。不同的病情可以有不同的轻重程度，需要个体化评估。

### （二）为什么婴幼儿比大人更容易腹泻

孩子的消化系统发育相对欠成熟，婴幼儿的胃酸及消化酶分泌不足，消化酶的活性较低，神经系统对胃肠道的调节功能较差，且此时的孩子生长发育快，营养物质的需要相对较多，胃肠道负担较大，消化功能经常处于紧张状态，以上多种因素导致婴幼儿易发生消化功能紊乱。同时婴幼儿时期的孩子免疫功能相对不够成熟，血液中的免疫球蛋白和胃肠道的免疫球蛋白均较少，胃肠屏障功能较弱，胃肠排空较快，对感染因素防御功能差。综上，孩子较成年人更易感腹泻病。

## （三）孩子为什么会腹泻？

饮食不当、受凉、细菌感染、病毒感染、寄生虫感染、呼吸道感染、抗生素使用、多种饮食等都可能导致孩子腹泻。

腹泻病是一组综合征，消化道症状为主要表现，除了大便次数增多、质和量改变，恶心、呕吐也是常见的伴发症状，还可同时伴有腹痛、腹胀、食欲不振等症状。除了消化道症状，还可伴有全身症状，如发热等。

## （四）怎样判断孩子腹泻情况是轻还是重

根据临床表现来分轻重。一般来说，轻症的患儿以胃肠道症状为主，大便次数增多但一般不超过每天 10 次，且每次量不多，为黄色或黄绿色水样便，粪质不多，伴少量黏液。患儿精神良好，没有全身中毒症状及水、电解质紊乱表现。重症的患儿胃肠道症状重，大便每日可以 10 次以上，还会出现食欲下降、呕吐、全身中毒症状，如发热、烦躁或萎靡、嗜睡，甚至休克、昏迷。

## （五）孩子腹泻了，家长该怎么办

家长应记住 16 字方针 "预防脱水，纠正脱水，继续进食，合理用药"，还要注意加强护理，注意消毒隔离、勤换尿布，及时处理排泄物及呕吐物，严密观察孩子的精神状态和总体的症状变化。护理患儿前后要认真洗手，防止交叉感染。

呕吐的患儿可以暂时禁食3小时，再次进食后观察症状，如果可以进食并且没有呕吐的患儿鼓励继续进食。饮食应清淡，如粥、面条，且应少量多餐。病毒性肠炎不需要使用抗生素，以饮食疗法和对症处理为主。细菌性肠炎则需要及时就诊，选择有效的抗生素足疗程治疗，同时用口服补液盐预防和治疗脱水，还可口服益生菌调节肠道菌群。

如果患儿出现精神差、全身乏力、不哭或哭声低、持续过度哭闹无法安抚、呕吐导致进食口服补液盐困难、严重腹痛、腹胀、尿量明显减少等异常，必须立刻就诊，以免耽误病情。

# ⑩ 家中小件丢失，警惕消化道异物

## （一）什么是消化道异物

儿童消化道异物可发生在各年龄段，是儿科急诊常见问题之一。消化道异物是指不能及时通过消化道排出，又不能消化掉，滞留在消化道的被患儿误吞或故意吞入的物体。

婴幼儿探索世界最常用的方法就是通过视觉、触觉、味觉来综合感受物质的性质。各种颜色艳丽的玩具勾起了儿童的好奇心，亮晶晶的首饰、硬币等，孩子们都想尝一尝。儿童消化道管腔相对狭小，部分异物无法自然排出体外，会在体内嵌顿，导致消化道梗阻、穿孔、感染、出血、狭窄等不良后果。

## (二) 哪些小件要注意避免孩子误食

常见的硬币、小玩具、零件、首饰、纽扣、骨片、塑料片、茶杯碎片、果核、磁铁、纽扣电池等，甚至切成小块的食物、鱼骨头等，都是常见的消化道异物。孩子的世界充满了好奇，各种小件家长都应该收好，同时照看好自己的孩子，以免意外发生。

## (三) 孩子吞下异物后需要去医院就诊吗

部分消化道异物可自然排出体外，没有明显症状，这是不幸中的万幸。但是有时候并没有那么幸运。所以家长一旦发现孩子吞食了异物，应当立刻就诊。有些孩子吞食异物时家长不在身边，孩子很小不会表述，或者出于害怕不敢告诉家长，这种情况就更麻烦。怀疑孩子吞食异物时，家长要仔细检查有没有小件找不到了，同时要观察孩子的情况，如果孩子出现了吞咽困难、呕吐、流口水、口水中带血丝、咳嗽、呼吸困难、拒食、哭闹、烦躁，或咽喉、颈部、胸部、腹部疼痛，这些情况都提示孩子误食了异物，应立刻就医。有些不幸的孩子甚至会出现窒息、大出血的危险的情况。还有些异物在患儿身体里待了很长时间家长不知道，所以如果孩子出现不明原因发热、发育停滞、反复呼吸道感染或肺炎，也需要排查体内异物。

## (四) 医生如何检查孩子有没有误食异物

医生可以借助不同的检查手段来帮助确诊。家长需要告诉医生孩子所吞食的异物的性质。如果是金属及高密度类可以直接拍X光片来确定。而非金属类的异物相对来说确定会比较困难，如橡胶、塑料、玻璃等，有时消化道造影和CT也未必能准确诊断。对于就诊及时的患儿，可以使用消化内镜检查，在诊断的同时又能进行治疗，但是CT、内镜、放射线、镇静剂、麻醉……这些都是不可避免的。

## (五) 孩子吞食了异物，家长怎么办

孩子一旦发生消化道异物，家长不要想方设法在家DIY或催吐、催泻、大量进食吞咽，应立即停止饮食，到正规医院就诊。就诊时，家长应提供详细病史和异物的大小、性质，在医生评估和检查后，尽早配合医生给出应对方案。大多数异物能自然排出体外，家长需要给孩子多进食蔬菜帮助其排便，并仔细检查粪便中有没有异物排出；小部分消化道异物需消化内镜处理；约1%的消化道异物需外科手术取出。所以需要正规医院的医生根据具体情况给出适合的方案。

## (六) 消化道异物防不胜防怎么办

小儿进食时家长切勿逗笑或呵斥孩子，孩子玩耍或哭闹时，也勿用食物诱哄孩子，更不可用硬币、纽扣电池、磁力球等来哄孩子。小件物品务必收好、锁好，不要放在孩子可触及范围内。孩子玩儿玩具时，家长应全程监护，不可做"低头族"和"甩手掌柜"。幼

儿衣物宜简单舒适，不让奇异的饰品吸引孩子啃咬、撕扯。家长也要注意，自己的发夹、耳钉、项链、戒指等要及时收纳，避免孩子误食。

## 11　孩子大便不干却有血，可能是息肉

息肉不是成年人的专利，孩子也可能会有肠息肉。结肠息肉是小儿常见疾病之一，也是导致小儿便血的主要原因之一，主要表现为无痛性反复便血，少数伴有便后肿物排出、脓血便和腹痛。

### （一）孩子肠息肉有什么特点

息肉可以发生在消化道的任何部位，直肠和乙状结肠下段发病占绝大多数。息肉大多为单个息肉，部分为多发息肉。在成长过程中，有时候息肉可有自行脱落，随粪便排出。临床表现主要是大便带血或便后滴血，血的颜色鲜红，鲜血附于大便表面，与大便不相混，出血量通常不大，但容易与内痔出血相混淆。

### （二）孩子为什么会长肠息肉

儿童肠息肉的确切形成原因目前尚没有完全明确，大多认为和肠黏膜炎症病变以及慢性的炎症刺激有关系，并且和长期进食比较粗糙的食物也有一定的关系。家族性多发性息肉病的患儿具有遗传因素。

## （四）肠息肉对孩子有什么危害

低位的肠息肉蒂较长的，排便时可能会脱出肛门，排便后又缩回，个别情况也会有无法缩回而导致嵌顿的。个别高位的息肉可能受来回脱垂的影响而引起肠套叠。此外，儿童肠息肉尤其是多发性息肉并非永远是良性，随着肠息肉数量的增多、时间的延长，肿瘤性质改变的危险性会增大，所以诊断明确后建议切除息肉。凡有不明原因肠出血的儿童应到医院查明原因，如进行结肠镜、钡灌肠、超声等检查，并及时进行处理。

## （五）医生针对孩子的肠息肉会采用怎样的治疗方法

医生会给出针对性的辅助检查方法，包括超声、钡剂灌肠等。最直接的诊断同时也是治疗方法是直乙状结肠镜、纤维结肠镜，但检查前必须彻底清洁结肠内的粪便以免影响观察和操作。在内镜下医生能看到息肉的位置、大小、形态和蒂的情况、数目，评估后，可进行内镜下电凝电灼切除，切除的息肉送病理检查，创面术后1～4周会愈合。如有严重的出血或息肉数量众多引起反复肠套叠或恶变的，应考虑外科手术切除部分肠段。

## 12 腹痛出现下肢皮疹，警惕过敏性紫癜

### （一）孩子肚子疼，医生为什么要看腿部

因为孩子有腹痛，家长带孩子到医院就诊，发现医生不仅要检查孩子的腹部，还要撩起孩子的裤腿看一看。家长表示非常不理解，腹痛为什么要看腿？医生到底要看些什么？

医生是要看孩子的下肢有无暗红色的皮疹，帮助判断孩子的腹痛是否是过敏性紫癜引起的。

### （二）过敏性紫癜是什么

过敏性紫癜现在又称为 IgA 血管炎，主要是由于 IgA 沉积于血管壁引起的血管炎，是儿童期最常见的全身性免疫性小血管炎。该病年发生率为 14/10 万～20/10 万，其中 90% 的病例见于儿童，多发于学龄前和学龄期儿童，男孩多于女孩，具体病因及发病机制尚不清楚，已知呼吸道或消化道感染是比较常见的诱因。过敏性紫癜常累及皮肤、关节、胃肠道和肾脏，临床表现为高出皮肤表面的暗红色皮疹，直径一般为 2～3 毫米，压之不褪色，皮疹可以融合成片，严重者在皮疹表面可出现水疱或坏死。皮疹多位于小腿、大腿和臀部；常伴有肢体肿痛，特别是足背、踝关节、小腿、膝关节等部位；累及胃肠道者多表现为脐周疼痛，严重者持续腹痛剧烈，可出现血

便，甚至发生肠套叠或肠穿孔等并发症；血常规检查常显示血小板正常，尿常规检查可发现血尿、蛋白尿等；腹部 B 超可以看到肠壁增厚；凝血功能检查可呈现高凝倾向。除极少数患者可能会出现危及生命的严重消化道出血外，大多数患儿预后良好，该病的远期预后与有无肾脏受累及其严重程度相关。

约 50% 的过敏性紫癜患儿可出现血尿和（或）蛋白尿等肾脏损害，称为紫癜性肾炎。95% 以上的过敏性紫癜患儿的肾脏损害发生在起病 6 个月内，近 80% 发生在最初的 4 周内。紫癜性肾炎从轻到重表现为血尿、蛋白尿、肾病综合征、急性肾炎、急进性肾炎和慢性肾炎，后两种在儿童病例中少见。经过及时有效的治疗，紫癜性肾炎患儿大多能完全康复，仅 2% ～ 5% 会进展为慢性肾功能不全。对于病程中出现尿检异常的过敏性紫癜患儿，需要及时到肾脏科就诊，明确肾脏受累的严重程度，接受规范治疗并进行规律随访。

## 13 女孩尿痛尿频，警惕下尿路感染

### （一）为什么小女孩会得尿路感染

尿路感染是病原体侵入泌尿道，在黏膜和组织中生长繁殖所导致的炎性损伤，是小儿时期常见的感染性疾病。尿路感染根据感染的部位分为上尿路感染和下尿路感染。在婴儿时期，孩子往往因存在泌尿系统的解剖畸形而发生伴有发热的上尿路感染，之后随着年

龄的增长，以尿频、尿急、尿痛等尿路刺激症状为主要表现的下尿路感染则更常见。

女孩泌尿系统的解剖特点是尿道短直，外阴部的细菌容易上行至膀胱，导致下尿路感染。孩子刚进幼儿园时，还不能很好地完成外阴的清洁工作，并且容易因玩耍而忘记排尿，经常憋尿，或喝水少，或存在便秘，这些都是下尿路感染的诱因。因此，女孩若出现尿痛尿频的表现，我们要注意孩子有无下尿路感染。

## （二）家长应该怎么应对

当然，出现尿频尿痛的症状也不一定就是尿路感染，我们需要查看孩子外阴的情况，看看尿道口有无红肿或异常的分泌物，因为有时候是因为外阴炎引起的尿路刺激症状，同时还要留取清洁的中段尿液做尿常规检查。若确实有白细胞增多，需要做尿培养、菌落计数和药敏试验，明确是否存在尿路感染以及用哪些药物会有疗效。若尿常规检查未发现异常，那么只需要外用一些抗生素药膏，如硫酸新霉素软膏等即可；若尿常规有白细胞增多，在留取清洁中段尿液培养之后，可以口服针对尿路感染的抗生素，2～3 天后复查中段尿常规，同时注意根据尿培养的药敏结果调整用药。

如果孩子只是首次的下尿路感染，不一定非要去做泌尿系统超声检查，但若是第二次或反复发生尿路感染，一定要做泌尿系统超声检查，检查双肾、膀胱、输尿管、膀胱容量和残余尿量，以便于了解有无肾积水、结石以及膀胱排空尿液不良的情况等。

虽然学龄前的女孩因为各种原因容易发生下尿路感染，但还是可以做一些预防工作的。家长可以教会孩子在解大小便之后擦干净外阴，每天清洗外阴，勤换内裤；告诉孩子平时不要憋尿；在出汗后和炎热的环境中要多喝水；保持良好的排便习惯，保持大便通畅。做好这些预防工作，一定是有助于孩子预防下尿路感染的。

 ## 晨起眼睑浮肿、泡沫尿，注意肾病综合征

### （一）早上起床后的眼肿和泡沫尿是怎么回事

家长对孩子晨起出现眼睑浮肿或泡沫尿会非常紧张。我们需要知道有哪些情况会引起眼睑浮肿和泡沫尿。

大家知道肾脏疾病会引起眼睑浮肿，那么别的疾病会引起眼睑浮肿吗？各种肝脏疾病特别是严重的肝脏疾病导致肝脏合成蛋白能力降低，也会引起低蛋白血症，导致浮肿；各种心脏疾病出现心功能不全，会造成体内水钠潴留，也可以引起浮肿；还有其他疾病，如传染性单核细胞增多症等，引起颈部淋巴结肿大压迫静脉回流，或者结膜炎等，也可以引起眼睑浮肿。

接下来，让我们来了解一下泡沫尿。尿液中的泡沫是尿中的成分导致尿液表面张力增高形成的，可以是尿蛋白，也可以是其他原因如分泌物、感染、尿糖或尿液浓缩引起的，所以出现泡沫尿并不等同于有蛋白尿或者肾脏病。但是看到孩子有晨起眼睑浮肿并且有泡沫尿，特别是近期体重增加、尿量减少时，需要及时就诊。

各种肾小球疾病包括原发性、继发性和先天遗传性肾小球疾病，都可以出现肾病综合征的表现，其中以原发性肾病综合征在儿

童期最常见，表现为不同程度的水肿、大量蛋白尿、低蛋白血症和高脂血症。患儿往往在呼吸道感染或消化道感染后出现眼睑和（或）下肢浮肿、尿量减少，出现这些情况时应立即就诊。

## （二）孩子得了原发性肾病，家长如何应对

原发性肾病综合征患儿因为有大量的免疫球蛋白从排尿丢失，孩子抵抗病菌的能力会下降，因此需要特别注意饮食卫生，勤洗手，避免去人流量大的公共场所和空气不流通的密闭空间。这些孩子会因为严重的低蛋白血症导致腹水，影响胃肠道血供，从而出现呕吐、腹痛、腹泻、胃纳差等消化道症状，导致水电解质紊乱，严重者可出现低钙惊厥或低血容量性休克。同时，他们还会因为血液浓缩、高脂血症、抗凝因子的丢失等导致血栓形成，因此在有吐泻等体液丢失的时候需要注意补充液体。如果孩子的低血容量和严重的低蛋白血症没有得到及时纠正，持续的浮肿会导致孩子发展为肾功能不全，病情急剧加重，因此需要密切关注晨起有眼睑浮肿并且有泡沫尿孩子的病情变化。

# 15 鼻塞、鼻痒、打喷嚏，警惕过敏性鼻炎

## （一）感冒、鼻炎，分不清

4岁的小琪游泳回来后开始出现鼻塞、鼻痒，喜欢揉鼻子，还经常打喷嚏。一开始妈妈以为是游泳着凉了，因为症状也不严重，小琪能跑能跳，精神、胃口也不错。但是2周过去了，小琪的症状没有缓解，反而加重了，鼻痒、打喷嚏更频繁，早上起来会流清水鼻涕，而且开始咳嗽，晚上鼻塞还影响了睡眠。妈妈觉得这感冒时间未免长了些，还是需要到医院看一下。就诊检查后，医生告诉妈妈这是过敏性鼻炎。妈妈觉得很奇怪，这么小的孩子怎么就得鼻炎了呢？家里也没有人有鼻炎呀？自己也就对杞果过敏而已。

## （二）儿童过敏性鼻炎是什么病

其实，过敏性鼻炎已经成为儿童主要的呼吸道炎性疾病，发病率逐年升高。有过敏性疾病的家族史，尤其是父母患有过敏性疾病，会大大增加孩子发生过敏性鼻炎的风险。父母经常会将鼻炎和普通感冒混淆，那么儿童过敏性鼻炎有哪些典型的表现呢？

儿童过敏性鼻炎主要表现为打喷嚏、清水样涕、鼻痒和鼻塞四大症状。婴幼儿可见鼻塞，伴随张口呼吸、打鼾、喘息、喂养困难、揉鼻揉眼。而大年龄孩子则以鼻塞、清水样涕为主，可伴有眼部症状、咳嗽，甚至是鼻出血。过敏性鼻炎一般症状可持续超过2周，

伴随湿疹、反复咳嗽及过敏史或是家族过敏史，而普通感冒则在冬、春季节高发，可有发热、乏力、咽痛等不适，鼻涕颜色可由开始的白色变为黄色，眼痒、鼻痒及喷嚏症状都较轻，持续时间一般为7～10天。

儿童过敏性鼻炎发作时会出现双侧鼻黏膜苍白、水肿，鼻腔内有水样的分泌物，同时眼部可见结膜充血和水肿。除此以外，儿童过敏性鼻炎还可能出现以下表现："过敏性黑眼圈"或"熊猫眼"，指下眼睑由于慢性充血变黑，黑色的深度与病程和疾病的严重程度有关；"过敏性敬礼征"，指为缓解鼻痒和使鼻腔通畅而用手掌或手指向上揉鼻的动作；"过敏性皱褶"，指经常向上揉搓鼻尖导致外鼻皮肤表面出现的横行皱纹。

## （三）孩子得了过敏性鼻炎怎么办

轻度的过敏性鼻炎症状轻，对生活质量（包括睡眠、日常生活、学习）不会产生明显影响。而中重度过敏原鼻炎症状较重或严重，会对生活质量产生明显影响。需要当心的是，患过敏性鼻炎的儿童可能还伴随如支气管哮喘、过敏性结膜炎、慢性鼻窦炎、分泌性中耳炎、上气道咳嗽综合征、阻塞性睡眠呼吸暂停低通气综合征等疾病。

因此，建议家长们若发现小孩出现长时间的鼻塞、鼻痒、打喷嚏时，需及时去专科医院就诊，查找过敏原，进行规范性诊治，从而减轻这些过敏症状对儿童生活质量的影响。

# 16 打鼾，张口呼吸，警惕腺样体肥大

## （一）孩子打呼噜竟然需要看医生

妈妈发现 4 岁的莉莉最近 3 个月每天晚上都会打鼾，症状严重的时候还会吐泡泡，时而还会出现呼吸费力和睡觉时被憋醒，喜欢趴着睡，还流口水。虽然爸爸安慰她说这是孩子白天太累了，晚上睡得香，但是妈妈还是觉得需要到医院看一下。去医院就诊、检查后，医生告诉妈妈这是腺样体肥大（见图 3-3），肥大的腺样体阻塞后鼻孔 90%，需要做个睡眠监测确认疾病的严重程度，可能需要进行手术治疗。妈妈吓了一跳。这到底是个什么病啊？腺样体又是什么东西？

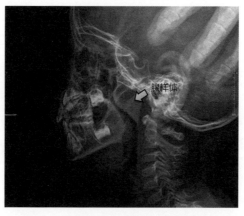

图 3-3　鼻咽部侧位片提示腺样体肥大

## （二）腺样体肥大是什么病

腺样体对家长而言可能是个陌生的医学术语。腺样体又称为咽扁桃体，具有和扁桃体相类似的形态和结构，是位于鼻咽顶壁和后壁交界处的淋巴组织。在儿童 2～6 岁的时候淋巴组织增生最为活跃，该年龄段是腺样体肥大发病的高峰；10～12 岁时腺样体开始逐渐萎缩；成年后腺样体基本消失。

腺样体肥大会造成上呼吸道阻塞，出现夜间呼吸声音加重，甚至打鼾的症状。由于增生的腺样体主要阻塞后鼻孔，儿童经鼻呼吸的模式受到影响就会被迫张口呼吸。儿童一旦出现张口呼吸，呼吸气流大部分经口咽部进入下呼吸道，完美避开腺样体的阻塞部位，反而会出现鼾声改善的假象。所以不打鼾不代表睡得香，因为张口呼吸可能提示存在更严重的气道阻塞问题。

腺样体肥大阻塞上呼吸道造成的夜间呼吸暂停、低通气或者缺氧，会对儿童造成长期和慢性的伤害，最终会导致儿童记忆和认知功能受损、多动、情绪不稳定、心血管功能受损，并可能使儿童出现"腺样体面容"，即上牙前突、开唇露齿、下颌后缩、面部拉长等表现。

建议家长多关注儿童夜间打鼾和张口呼吸的症状，发现问题及时到专科医院就诊。

## 17 夜间反复咳嗽，无痰，过敏，警惕哮喘

### （一）不喘也是哮喘吗

电影里常有哮喘患者急性发作时呼吸困难，需要吸入急救药物的镜头，一些家长认为这是电影的夸张，殊不知哮喘离我们非常近。哮喘是儿童时期排名第一的慢性呼吸系统疾病。最新的流行病学调查显示，上海地区儿童哮喘患病率为7.57%，也就是100个孩子中有7个是哮喘儿童。

识别哮喘有时非常困难，因为它是一个高明的"伪装者"。哮喘最常见的症状之一就是"咳嗽"，而咳嗽常被误认为是由感冒、气管炎或肺炎造成的。但其实在医生的眼中，哮喘导致的咳嗽与常见的呼吸道感染造成的咳嗽，还是比较容易区分的。哮喘引发的咳嗽多在夜间或凌晨发生，严重时会伴有呼吸急促和喘息（喘息是由于支气管痉挛、气流受限导致的异常呼吸声音）；感冒、气管炎引发的咳嗽，白天和夜间无特殊规律，都会发生，有时白天咳嗽更加明显。哮喘引发的咳嗽，初期多无咳痰，常为干性咳嗽；感冒、气管炎引发的咳嗽，由于气道黏膜损伤，炎性分泌物增多，咳嗽伴有咳痰是非常常见的。

### （二）什么样的孩子易得哮喘

哮喘在儿童时期会反复发作，感冒、气管炎在儿童时期同样也

会反复发生。看似相同的现象，原因各不相同。哮喘多在接触过敏原、冷空气、雾霾、运动，以及在情绪变化和各种感染后诱发，是机体对外界的各种"刺激物"过于敏感、免疫反应过强导致的。感冒、气管炎却是机体屏障功能不成熟、防御能力太弱、免疫反应不足导致的。有过敏体质的孩子更容易患哮喘。幼时有湿疹，有鸡蛋、牛奶过敏和患有过敏性鼻炎的孩子，哮喘的患病率就会明显增加。

夜间反复咳嗽＋无痰＋过敏，就需要警惕哮喘了！当出现了没有发热的咳嗽，又在夜间发生，使用止咳药物以及抗生素治疗无效，不妨尝试一下雾化吸入治疗。雾化治疗时，支气管舒张剂被吸入气道，在局部发挥作用，对于哮喘发作时的气道痉挛能起到立竿见影的效果。如果一次简单的雾化，咳嗽立马好转，说明咳嗽是哮喘导致的可能性非常大。

## 18 发热、咳嗽、呼吸加快，当心肺炎

### （一）肺炎离孩子们并不遥远

肺炎，这种大多数人并不陌生的疾病，却是全世界 5 岁以下儿童的头号"杀手"。严重的肺炎未得到救治或救治不及时都可能导致死亡，以致造成每年约 200 万名 5 岁以下儿童死亡。而且，平均每 15 秒钟就会有一名儿童死于肺炎。

那么"肺炎"究竟离孩子有多远？哪些表现提示我们应警惕肺

炎呢？

有一个 3 岁的孩子来儿内科发热急诊，进入诊室的时候已经气喘严重，有些呼吸困难了，经过医生诊断后判断为"重症肺炎"，应马上住院治疗！孩子妈妈说其实 3 天前只是一个小感冒，有些发烧、咳嗽，超过 38.5 度时就给孩子用退烧药，用药后温度就会降下来，但是很快就反复。妈妈想着感冒怎么也要 3～5 天才能好，也就没特别在意，可是 3 天过去了，孩子一直不见好，反而加重了，呼吸频率明显变快，来医院的这天早上竟然出现严重气喘。这下妈妈慌了，赶紧跑来医院。

## （二）儿童肺炎是什么病

世界卫生组织（WHO）将肺炎定义为咳嗽、感冒和（或）呼吸困难的儿童出现呼吸急促和（或）胸壁凹陷，所以当"发热＋咳嗽＋呼吸加快"同时出现，就要当心儿童肺炎！

感冒和肺炎都属于呼吸道感染，感染的部位相邻。感冒属于上呼吸道感染，肺炎是一种下呼吸道感染。上下呼吸道是相连的，任何因素导致的孩子免疫功能下降，均会引起感染的进展，由上呼吸道感染为主的感冒转变为肺炎。

## （三）什么情况下需要警惕孩子患上了肺炎

出现下列情况之一，会高度提示"肺炎"的可能，需要到医院及时就医，及时治疗：

（1）发热情况。肺炎和感冒都可发热，感冒时发热时间短，但如果有持续发烧、寒战或是降温后很快又再次发热，此时就需要注意是否感染了肺炎。患了感冒的孩子就算精神不太好，多数还能玩耍，退烧以后也会很快恢复；而患了肺炎的孩子即使用退热药后体温正常，也会有精神萎靡、烦躁、哭闹等表现。

（2）咳嗽情况。感冒和支气管炎引起的咳嗽一般较轻，痰较少且容易咳出，不会引起呼吸困难。患肺炎时，孩子则会有剧烈、频繁的咳嗽，痰多且不易咳出，甚至带有气喘。

（3）呼吸状况。气急是肺炎的主要特征，家长会发现孩子安静情况下呼吸频率也在增快，大一些的孩子会说自己有胸闷的感觉。呼吸增快后继而出现鼻翼翕动、下胸壁吸气性凹陷等表现，提示病情严重。

所以在此提醒家长，需要早期识别潜在的肺炎表现，尽早就医，把肺炎对孩子的影响降至最小。

# ⑲ 发热，扁桃体渗出，警惕"传单"

扁桃体炎是儿童常见的呼吸道感染之一，相信家长对此疾病也有很多了解，但是如果孩子出现发热、扁桃体"化脓"的症状时，还是应该多留意一下，有可能不是扁桃体炎，而是另外一种疾病，叫作传染性单核细胞增多症。

## （一）什么是传染性单核细胞增多症

说到传染性单核细胞增多症（以下简称传单）大家会比较陌

生，但说到"亲吻病"相信很多家长都有耳闻。"亲吻病"的专业名称就是传单，是由 EB 病毒急性感染造成的。EB 病毒急性感染后会出现发热、咽痛、鼻塞、打鼾、眼睑浮肿、乏力、腹胀、食欲减退等症状，一部分孩子还会出现皮疹，医生体检时会发现宝宝扁桃体肿大并伴有化脓，还有淋巴结及肝脾肿大等。

### （二）传单为什么被称为"亲吻病"

EB 病毒是一种可以在人与人之间传播的病毒。通过唾液传播是其主要的传播途径。亲吻时病毒可通过唾液进行传播。但所谓"亲吻病"并非只通过亲吻传播，共用餐具、口对口喂食等行为也会造成传播，所以要尽量避免这些行为以减少传播。

### （三）得了传单怎么治疗

传单的治疗主要是对症支持治疗，包括使用退热药减轻身体不适、提供足够的营养及液体、适当休息等。可以应用抗病毒药物减少病毒复制，如果出现脏器功能受损的情况，可进行相应的支持治疗。

### （四）传单的预后如何

EB 病毒感染是一个非常普遍的现象，90% ～ 95% 的人到成人期时已经感染过了 EB 病毒，尤其在发展中国家，儿童期的感染率已经很高了。大家的疑惑又来了：既然有这么高的感染率，为啥这个毛病没怎么听说过呀？因为绝大多数人感染后症状较轻或不典型，很快就自愈了，或者不经意间经过对症处理也好了。所以传单的预后还是很不错的，绝大多数患者均能顺利康复。

还是要提醒一下家长，虽然绝大多数 EB 病毒感染是良性的过程，但仍然有一小部分病人可能会发展为慢性感染或者继发严重的并发症，所以出现典型症状或者怀疑患病时，应及时就医，请医生来评估、治疗。

最后还要交代一句，患了传单会出现脾脏肿大，因此在病后一个月内建议避免剧烈体育活动及体力劳动。

## 20 发热、呕吐、头疼，警惕脑炎

### （一）什么是脑炎 / 脑膜炎

脑炎 / 脑膜炎是各种病原体感染脑部以后引起的急慢性炎症性疾病。在儿童中，常见的病原体包括细菌（肺炎链球菌、脑膜炎球菌、流感嗜血杆菌等）及病毒（肠道病毒、单纯疱疹病毒、水痘带状疱疹病毒等），还有少部分特殊病原体，如结核、隐球菌等。

### （二）得了脑炎 / 脑膜炎后有什么症状

得了脑炎 / 脑膜炎后会出现发热、头痛、呕吐、易激惹、神志改变、抽搐等症状，小年龄儿童会出现前囟饱满膨隆的表现。医生查体会发现孩子颈项强直。但需要强调一点，小年龄儿童因表述问题及头颅结构的特殊性，头痛、呕吐、颈项强直表现可能不明显。

## （三）脑炎 / 脑膜炎怎么诊断

根据孩子出现的各种症状及查体的情况，医生会有一个初步判断，最终需要通过脑脊液检测来确诊。脑脊液需要通过腰椎穿刺获取。另外还要进行颅脑 CT 及 MRI 检查，以了解颅内病变情况，及时发现并发症。

## （四）腰椎穿刺是什么

腰椎穿刺就是通过腰椎间隙穿刺引流出脑脊液进行检查的一种方法。一提到腰椎穿刺，家属跟孩子都会很恐惧，因为脊髓中有非常重要的神经，但是腰椎穿刺部位在脊髓之下，腰椎穿刺是不会损伤到脊髓神经的。儿童脑脊液总量为 60 ～ 100 毫升，而且脑脊液不是一成不变的，是在不断地产生、吸收的，每天脑脊液可以更新 5 ～ 6 次，所以腰椎穿刺时留取 5 毫升左右脑脊液不会对身体产生不良影响。孩子只要侧卧，团身屈膝，保持这个姿势不动，一会儿就好。家长不用担心。

## （五）脑炎 / 脑膜炎怎么治疗

脑炎 / 脑膜炎根据感染的病原菌不同，医生选择的治疗方法也不同，包括抗感染、抗病毒治疗及对症支持治疗等。

## （六）脑炎 / 脑膜炎治得好吗

根据报道，儿童脑炎 / 脑膜炎的死亡率为 5% ～ 10%，患儿可能会出现诸如听力损失、癫痫、智力障碍、运动障碍等后遗症，早期诊断合理治疗，可以大大降低死亡率，减少后遗症的发生率，因此家长应提高警惕，积极配合检查及治疗。

### （七）脑炎 / 脑膜炎怎么预防

做好个人防护，勤洗手、勤通风，增强体质；避免接触病患；接种疫苗。接种疫苗可以有效降低脑炎 / 脑膜炎的发病率及死亡率。

## 21 反复低热，盗汗、消瘦，当心结核病

### （一）什么是结核病

结核病是由结核分枝杆菌感染引起的慢性传染病。结核分枝杆菌主要侵犯肺部，也可侵犯其他部位，如淋巴结、关节、肾脏及中枢神经等，统称为肺外结核。

### （二）得了结核病会有哪些临床表现

得了结核病的孩子，往往会有低热，午后尤为明显，容易盗汗；孩子的体重增长速度会减慢、停滞，逐渐变得消瘦。而根据侵犯部位的不同，临床表现也会不一样。肺结核常常有慢性、不间断的咳嗽；结核性淋巴结炎会有淋巴结的肿大，但通常不伴有局部疼痛；脊柱结核会有背痛、驼背；结核性脑膜炎会有头痛、抽搐甚至意识障碍，病情往往会非常严重。

## （三）结核病应该怎么治疗

药物治疗是结核病治疗最重要的手段，周期会比较长，需用药 6～12 个月。为了能够根治结核病，务必遵从医嘱，规律、全程用药。部分情况下，还需外科医生的协助，进行病灶的清除。少数结核病病情会比较严重，可能危及生命，需要入住重症监护病房治疗，尤其是结核性脑膜炎，除了常规抗结核治疗以外，还需要进行降颅压、止痉等对症处理。

## （四）结核病应该怎么预防

在我国，新生儿出生以后都需要接种卡介苗，就是为了预防结核病，但仅仅接种疫苗是不够的。在日常生活中，孩子要保持良好的生活习惯与个人卫生，并增强锻炼、均衡营养，提高免疫力；还需避免和结核病患者亲密接触。

如果发现自己或孩子已经得了结核病，并具有传染性，也应遵从医嘱及时用药，并注意佩戴口罩，避免传染其他人。

# 22 冬季高热不退，警惕流感

## （一）什么是流感

流行性感冒（简称流感）是一种由甲型或乙型流感病毒引起的急性呼吸道疾病，主要在冬季暴发。流感常表现为突然的高热、头痛、肌痛、乏力，可伴有鼻炎、咽痛和咳嗽，年龄小的孩子往往发热更严重，可有热性惊厥或伴有更多的胃肠道症状（如恶心、呕吐、腹泻和食欲不佳）。若在流感病毒流行的冬季，孩子突然出现高热不退、胃口不佳等表现，需警惕流感。

## （二）流感是怎么得上的

流感病毒潜伏期只有 1～4 天，在流感症状出现前的 48 小时和出现后数天都具有比较高的传染性。携带流感病毒的人群，在发病前后均可以通过打喷嚏、咳嗽、交谈等将病毒传染给周围的人，也可以通过呼吸排出的带有流感病毒的小微粒进行传播，传播速度快、范围广。孩子一直是流感病毒比较青睐的传播媒介。

## （三）得了流感有什么影响

对于身体健康的孩子，流感虽然起病较急，但通常没有并发症，可能仅表现为反复高热难退，部分孩子有咽痛、咳嗽、呕吐等，大约经过 1 周的时间会慢慢恢复。咳嗽等症状可能会持续存在，大些的孩子可能会有持续数周的身体无力、易疲劳，俗称"流感后疲乏"。不过，值得警惕的是，少数健康孩子也可能会出现严重并发症需要住院治疗，如继发金黄色葡萄球菌或链球菌感染等，较少见的情况下还可能因并发重症肺炎、脑病、脑炎、心肌炎等出现死亡。对于有基础疾病或严重疾病的孩子，再感染上流感，无疑是雪上加霜，出现严重并发症的风险大大增加。因此，如果高度怀疑流感，尤其有基础疾病的孩子需尽早就医。

## （四）得了流感怎么治疗

奥司他韦、扎纳米韦、帕拉米韦等抗病毒药物，可以用于流感的预防和治疗，多数人对这些药物的耐受性也较好，不良反应发生率较低。早期使用抗病毒药物，可以降低健康儿童得重症流感的风险、缩短病毒排出的时间。6个月以下，不到2岁的住院儿童和有严重疾病或基础疾病的儿童，如果尽早开始抗病毒治疗，预后也会明显改善。此外，在新型冠状肺炎病毒流行期间，有可能发生重度流感的或有可能产生并发症的患者，也建议尽快进行抗病毒治疗。

## （五）怎么预防流感

对于流感，预防比治疗更重要。首先日常生活中要勤洗手，洗手时使用肥皂或者洗手液并用流动水冲洗，双手接触呼吸道分泌物后（如打喷嚏后）应立即洗手。其次，患病后应及时戴口罩，保持社交距离，打喷嚏或者咳嗽时应及时掩住口鼻，避免传染别人。在流感高发期，尽量不去人多拥挤、空气污浊的场所，注意环境通风。最后，在冬季流感流行前，接种流感疫苗可大大减少感染机会、减轻流感症状。

第 **4** 篇

# 不焦虑

#  孩子心脏有杂音一定是心脏病吗

## （一）心脏杂音，要区别看待

正常孩子在健康体检的时候，可能会被医生告知孩子的心脏有轻微杂音，并且还可能是有时明显有时不明显。很多父母认为有杂音就是孩子的心脏有问题，非常担心，其实这种情况下，孩子的心脏并不一定真有问题。

如果听诊器听到很明显的心脏杂音，需要引起警惕，这提示孩子可能合并有先天性心脏病。一般有这种情况的孩子，生长发育会比正常孩子相对偏慢，并且比较容易生病，吃奶比较慢和费力，哭闹严重的时候可能会出现口周发绀等情况。

而有的轻微杂音却没有临床意义。就是说，有些小孩的心脏可以听到心脏杂音，但并没有心脏疾病。有些杂音的产生是由于瓣膜的轻度反流造成的，有些杂音是因为流经肺动脉的血流振动加强；还有些是由于孩子比较瘦，胸壁比较薄，这种杂音一般比较柔和，不会超过Ⅱ级，常常在孩子的心尖部或胸骨左缘第二肋间比较容易听到，多数情况下会在孩子发热、哭闹、贫血或者剧烈运动时较明显，而在热退之后、安静时、贫血纠正后就会减轻或者消失。我们称其为"功能性杂音"或者"生理性杂音"。这种情况下，孩子的心脏结构是完全正常的，对小孩的生长发育不会有影响。小儿生理性杂音一般最早出现在婴儿期，4～6岁时最多见。随着年龄的增长，心脏瓣膜功能完备，生理性杂音就会自然消失。

### （二）孩子心脏真有杂音怎么办

如果发现孩子心脏有轻微杂音，父母不要过分紧张，否则会给孩子带来一些不必要的精神和心理负担，建议家长带孩子到医院进行相关检查即可。一般医生对生理性和病理性杂音不难区分，经过医生听诊，会很快作出明确判断。对一些不易明确的情况，结合心电图和心脏超声检查也会得到明确结论。

## ② 心电图提示窦性心动过速是病吗

孩子心电图提示窦性心动过速，是一种病吗？小儿窦性心动过速是指心脏跳动的频率增快。婴儿每分钟心率在 140 次以上，1～6 岁小儿每分钟心率 120 次以上，6 岁以上小儿每分钟心率在 100 次以上，P 波为窦性，这个在医学上称为窦性心动过速，是机体正常的代偿性反应。该种情况下，孩子一般无特殊临床表现。

在儿童时期，许多原因可导致窦性心动过速，生理性的窦性心动过速常出现在发热、哭闹、运动或情绪紧张时。窦性心动过速也可能出现在病理性情况下，如各种感染、发热、贫血、缺氧、脱水、休克、心脏病及年长儿甲状腺功能亢进等，均可使心率增快。还有一种可能是使用了一些特殊的药物，如肾上腺素、异丙肾上腺素、阿托品、东莨菪碱、山莨菪碱及麻黄碱类药等，心率也可出现不同程度的增快。

如果发现了孩子窦性心动过速，不要紧张，应结合孩子的表现及时就诊，听从医生的建议。

# ③ 孩子上吐下泻，感染了轮状病毒，后果真的很严重吗

## （一）轮状病毒是什么

轮状病毒是引起儿童重度急性胃肠炎的最常见原因，约1/3的5岁以下婴幼儿腹泻住院与轮状病毒有关。家长所熟知的秋季腹泻就主要是由轮状病毒引起的。

轮状病毒感染后潜伏期为1～3天。恶心、呕吐常为首发症状，可伴有发热，多为中低热，少数患儿体温超过39摄氏度。随后出现腹泻。腹泄为水样便或蛋花样便，每天数次至数十次不等。呕吐和发热可持续1～3天。腹泻可持续3～8天。若继发双糖酶缺乏，腹泻时间可延长。

轮状病毒性肠炎通常呈自限性。什么是自限性呢？通俗地说就是孩子可以自己恢复。所以大多数情况下家长不必焦虑。但是家长也不能掉以轻心，需要多观察孩子的病情变化，给孩子必要的支持治疗（如补液、止泻等处理），帮助孩子度过急性期。

## （二）什么情况下需要去医院就诊

如果孩子在病程中出现了以下情况：持续超过1日的呕吐；持续数日的腹泻；便中带血或腹痛加重；持续数小时无法进食进水，大龄儿童连续6～8小时无尿意，婴幼儿4～6小时未尿湿尿布；口渴、哭泣时没有眼泪，疲倦或者意识模糊，眼窝凹陷、囟门凹陷；等等。这些情况提示孩子存在脱水或者电解质紊乱或者其他并发症。出现这些情况，请一定及时带孩子就诊。

## （三）如何预防轮状病毒感染

轮状病毒主要通过粪－口传播、接触传播，也可通过呼吸道传播。粪－口传播指病毒经粪便排出体外，并播散到环境当中，通过污染食物、水源、器物表面，然后健康者接触了这些被污染的物质，通过手、口进入消化道而引起的感染。因此为了预防被传染，一定记得勤洗手！

当然接种轮状病毒疫苗是更有效的主动预防措施。据世卫组织数据统计，引入轮状病毒疫苗后，5岁以下儿童的轮状病毒引起的急性胃肠炎入院比例相对减少了40%，也使重症的发生率减少了50%～90%。

轮状病毒疫苗是口服剂型，主要用于小于2岁的儿童。目前的轮状病毒疫苗是减毒活疫苗，所以免疫缺陷人群不宜接种；有肠套叠既往病史的儿童也不宜接种。

# 4 孩子发烧了，真的会烧坏脑子吗

## （一）怎样在家护理发烧的孩子

孩子发烧了，额头烫烫的，小脸蛋通红，这样烧下去会烧坏脑子吗？

发热不是一种疾病，而是很多疾病的一种表现，其原因以感染性疾病最为多见，在急性发热中，呼吸道及消化道病毒感染为主要原因。因此对于健康儿童来说，很大一部分急性发热是良性、自限性的，家长大可不必惊慌失措，大部分情况下可以自行在家中护理观察。

退热的方法包括物理降温及药物降温两种。低热时可采用物理降温的方法，主要是减少衣物、增加水分摄入等。体温≥38.5摄氏度并伴有明显不适时，建议采用退热剂进行药物降温，推荐的药物包括对乙酰氨基酚及布洛芬。具体的用法用量可以参照药品说明书。不推荐联合或者交替使用两种药物，如果服药后3～4小时，体温仍较高，且不适感没有缓解，可以换用另外一种退热药。

## （二）出现什么情况需要去医院就诊

如出现以下情况：儿童体温≥40摄氏度；有基础疾病的孩子出现发热；出现惊厥、呕吐、精神萎靡、易激惹、腹痛、频繁呕吐或者腹泻；尿频、尿急、排尿时哭闹；新发皮疹；服用退热药后仍高热不退；发热超过 3～5 天仍有反复。这些情况提示孩子可能出现并发症，请及时带孩子到医院就诊。

## 5 得了手足口病，孩子痛苦不堪，需要担心吗

### （一）手足口病的轻与重

其实手足口病大部分是普通型，并不严重，家长们先不用太紧张，基本在 7～10 天就可以自愈了，且该病目前没有很有效的抗病毒药，需要耐心等待人体自动修复，但同时，家长也要密切观察孩子精神状态等的变化，因为有少数手足口病的孩子会进展成重症。如果孩子有持续高热、退热效果不佳、嗜睡、头痛、精神萎靡、呕吐、易惊、肢体抖动、眼球震颤、面色发白、呼吸明显增快或减慢、心率增快、肢体末端发凉等表现，一定要重视，及时带孩子去医院就诊。

### （二）得了手足口病如何护理

对于轻症手足口病，只需要在家做好护理即可。患手足口病时因为口腔里有疱疹、溃疡，孩子吃东西、吞咽时会非常痛，这时可进食冰冷、柔软或流质食物，保证足够的液体和能量摄入，也可以吃冰激凌或口服补液盐等。口服补液盐味道可能不会太好，可以考

虑加入几滴柠檬汁改变一下味道，但刺激性食物尽量不要吃，以免刺激溃疡创面，加重疼痛感。若由于进食减少导致持续少尿、精神萎靡、低血糖等，就需要入院补液治疗了。另外，手足口病的皮疹如果不痛不痒，通常不用处理，但如果手足皮疹实在很痒，未破溃的皮疹可以涂抹炉甘石止痒，皮疹破溃后，要注意有无继发感染。应对发热引起的不适，可以口服布洛芬或加乙酰氨基酚进行退热处理。

## （三）得了手足口病如何隔离

作为家长，孩子患手足口病后应尽量居家隔离至疱疹结痂，不要跟别的孩子亲密接触，在给孩子换尿布及处理排泄物后，严格洗手。要注意，感染手足口病毒4～6周后，患儿肠道依旧会有病毒从粪便中排出，在这期间处理孩子的排泄物都要当心。由于手足口病病毒有20多种血清型，所以孩子得过一次手足口病后，如果后续手口卫生没有做好，有可能还会再得手足口病。所以，在日常生活中，无论有没有生病，在公共场所玩耍后、饭前便后、接触过生病小朋友后，都要认真洗手。

**孩子总说肚子疼，到底有没有问题**

### （一）正确认识孩子肚子疼

腹痛是小儿最常见的症状之一，家长会经常面临孩子说肚子疼的情况，那么到底要不要紧？是马上去医院，还是可以先在家观察？其实，引起腹痛的原因很多，除了消化系统疾病可以引起腹痛，消化系统以外的疾病也可以引起腹痛；除了器质性疾病引起的腹痛外，孩子也可能是功能性腹痛，甚至还有些淘气的孩子会为了逃避上幼儿园而欺骗家长说自己肚子疼。

### （二）哪些情况不需要急着去医院

（1）孩子除腹痛外，没有伴随其他症状，比如发热、呕吐、腹泻或者不能排便等。

（2）不影响食欲、活动和睡眠，精神状态好。

（3）不影响生长发育。

（4）分散注意力后腹痛缓解，比如让孩子出去玩儿、看电视，或者吃爱吃的食物，腹痛随即缓解。

（5）排便后或者肛门排气后腹痛缓解。

（6）有压力的情况下腹痛，比如晨起腹痛，上幼儿园前或与父母分离前腹痛等。

（7）运动或走路后腹痛，休息后好转。

（8）只在吃某种特定的食物后腹痛。

以上这些情况多数是因为某种原因刺激了胃肠神经、肌肉，使肠壁平滑肌发生敏感反应，导致胃肠功能紊乱而致腹痛。另外，胃肠是人体的"第二大脑"，对压力敏感性高，所以压力也会引起压力性腹痛。

因此，家长应注意观察孩子腹痛的大致部位、体温以及疼痛的程度是否影响精神；还应留意孩子的排便情况、进食情况及胃口，并检查有没有皮肤出血点，有没有外伤和误食异物。对于反复出现的慢性腹痛，家长还要注意腹痛发作的时间长度、规律、部位、程度，以及有没有夜间痛醒。如有，要尽快看医生。但如果孩子的腹痛并不影响玩游戏，体温、精神、胃口等也都正常，没有其他不舒服，那么家长可以先在家观察孩子的情况，不用焦虑。对于压力性腹痛，家长可以采取"冷处理"，分散孩子的注意力。

## ⑦ 孩子拉大便很费劲，是不是肠子出问题了

### （一）孩子大便费劲的原因

很多家长都有这个困扰：自己的孩子几天不拉大便，好不容易大便了却哇哇大哭，拉出来的大便比大人的还粗。这个情况其实并不少见。

孩子不能正常顺利排便的原因很多，有些是因为对牛奶过敏，有些是先天的代谢激素异常，有些是先天性消化道畸形比如先天性巨结肠、直肠狭窄等，有些是脊柱发育异常，有些是因为食物结构不合理或者活动量不够，有些孩子因为环境、生活习惯突然改变，也会引起短时间的排便异常，有些孩子服用一些微量元素补剂，也会加重大便干结。

### （二）哪些情况可以在家观察

（1）没有腹痛，或者有腹痛但是排便后腹痛消失，没有呕吐，肚子摸起来柔软，没有腹胀和包块。

（2）生长发育正常。

（3）除了排便问题外，没有合并排尿异常。

（4）不影响食欲和日常活动。

（5）大便没有出血。如果大便中有血，也应该是大便干硬所致。这时候的便血应该是鲜红色，覆于大便表面，或者便后滴血，且大

便中没有黏液。

（6）经过排便训练，调整饮食结构，或者用缓泻剂后能正常排便。

### （三）如何应对孩子排便困难

孩子不排便多数是功能性的，很可能是摄入过多高热量、高蛋白饮食所致，或者是排便习惯不好导致，因此孩子多数没有其他伴随症状。器质性原因主要是先天性巨结肠，这种情况下，除排便问题外，孩子还伴有腹胀、生长发育受影响等。此外，脊髓神经发育不良，也会伴随排尿、排便的异常。甲状腺功能减退的孩子，除排便问题外，可伴有食欲不良、腹胀、精神萎靡等情况。

排便不畅给孩子带来很多身体上的不适，腹胀、腹痛、肛裂、痔疮、食欲差，甚至大便失禁，还会影响孩子的情绪和心理，不论是哪种原因引起的排便不畅都需要治疗，越早治疗越容易见效。对于这样的孩子，我们建议从饮食和生活着手改变和干预，适当辅以药物帮助。如果没有好转，需要及时就诊，排除器质性病变。

孩子的饮食结构要合理，应保证充分的绿叶菜、当季水果和足够的水分摄入。避免零食，忌重口味、油腻菜、烧烤、煎炸食物等不健康餐食。孩子的作息不应随父母的休息日和工作日而改变，要制定固定的时间表，每日保证合适的运动量，并且定时关闭手机和电视机专心培养排便情绪。家长应当鼓励孩子排便，对于孩子配合排便和成功排便，可以适当地给予小奖励，同时家长可以给孩子口服益生菌帮助孩子调整肠道菌群，还可让孩子口服软化大便的药物比如乳果糖。如果大便很干结，可以临时使用开塞露以免孩子用力排便导致肛裂。

# 8 孩子感染了幽门螺旋杆菌，胃会不会出大问题

## （一）孩子也会感染幽门螺旋杆菌吗

儿童幽门螺旋杆菌感染非常常见，家长不用太着急。目前我国成人幽门螺旋杆菌感染率约为50%，儿童青少年感染率为30%～40%。首次幽门螺旋杆菌感染大多发生在婴幼儿及儿童期，大多在10岁以前，这一年龄段的儿童感染者每年以3%～10%的幅度急剧增加；10岁以上感染者每年以0.5%～1%的幅度缓慢增加。

幽门螺旋杆菌传染性很强，人传人是重要的传播途径，最常见传播方式是通过"口－口"传播或"粪－口"传播。儿童主要通过家庭中共同居住的成年人或者儿童之间的相互传染获得。

## （二）感染了幽门螺旋杆菌怎么办

其实多数儿童感染幽门螺旋杆菌后是不需要治疗的。哪些情况不需要杀菌治疗呢？

（1）没有消化道症状，比如没有明显的腹痛、泛酸、食欲下降等。

（2）没有消化道肿瘤的家族史。

（3）没有消化道溃疡。

（4）没有不明原因的贫血。

（5）没有特发性血小板减少、过敏性紫癜、慢性荨麻疹。

儿童不是胃癌的高发年龄，且幽门螺旋杆菌感染对儿童不会有严重的影响，加之用于儿童的杀菌药物非常有限，容易产生耐药性，因此对儿童进行药物杀菌有严格指证，对于偶尔的腹部不适、干呕、嗳气，或者口臭，是不需要杀菌治疗的。家长不需要焦虑，也千万不要逼着医生给孩子用抗生素。

对于暂时不杀菌治疗的儿童，建议调整饮食与生活习惯，避免互相传染幽门螺旋杆菌；饭前便后要洗手；避免"口－口"喂食、亲吻儿童；不混用水杯、牙刷、漱口杯等；不饮用生水；避免过饱、过饿，同时家长应仔细观察孩子有无消化道症状，如有症状，应及时就诊。

# ⑨ 孩子得了支气管炎要不要拍片子、吃消炎药

## （一）孩子的发热、咳嗽，如何区别轻与重

首先，孩子发热或咳嗽加重，是需要到医院就诊进行病情评估的。医生除了会对孩子的症状进行评估以外，还会对孩子进行听诊、查血常规。如果医生说，孩子的肺部听起来还可以，血常规也基本正常，考虑支气管炎，那么就请家长不必慌张，更不必急着要求医

生拍片，除非孩子出现了咯血、呼吸困难等症状。听医生的话，回家观察或者口服一些对症药物即可。

### （二）急性支气管炎应如何应对

急性支气管炎治疗的重点，是减轻症状。如果孩子咳嗽比较轻，没有影响平时的学习和生活，观察就可以了。如果孩子喘息明显，咳嗽影响了学习和生活，是需要对症治疗的。可以用些镇咳化痰的药物，比如右美沙芬、氨溴索等；也可以用些平喘药物，比如美普清等。如果孩子只是单纯的支气管炎，没有基础疾病，一般不会进展为肺炎，不推荐家长急着去使用消炎药（抗生素）。

支气管炎产生的咳嗽一般都会在一个月左右逐渐缓解，在这个过程中，家长在家里要避免吸烟，避免让孩子着凉、劳累，避免交叉感染，避免让孩子吃辛辣、油腻、刺激的食物。如果症状已经在好转，家长和孩子需要有点耐心去等待恢复。如果超过一个月，咳嗽没有明显改变，需要再次到医院就诊明确原因。

# ⑩ 学校有孩子得了水痘，我家孩子怎么办

## （一）水痘是什么病

水痘是水痘－带状疱疹病毒导致的一种传染性很强的疾病。它主要通过空气飞沫传播，也可以通过接触病人的水疱传播。与得水痘的孩子保持必要的距离以及避免接触得水痘的孩子，就是必要的防护措施。接触水痘后，立即使用减毒活疫苗，可以预防发病，即使得病，症状也相对轻微。对于正在使用大剂量激素、免疫功能受损和患恶性疾病的孩子，在接触水痘 72 小时内使用水痘－带状疱疹免疫球蛋白肌注，可以起到预防作用。

得水痘的孩子一般都有接触病史，或没有接种过水痘疫苗，或以前没得过水痘。水痘的典型皮疹是身上同时出现斑疹、丘疹、疱疹和结痂四种表现。已经得了或疑似得了水痘的孩子，应当立即到儿童传染病门诊就诊，进行确诊，确诊后进行上报、治疗并隔离，直至全部皮疹结痂。

## （二）得了水痘怎么办

水痘一般发病较轻，治疗方法主要是居家隔离和对症治疗。家长应防止孩子的皮疹被挠破导致皮肤继发细菌感染，孩子太痒的话，可适当局部或全身应用止痒药。居家隔离时避免食用辛辣刺激的食物，要勤洗手、勤洗澡、勤换衣服。水痘合并肺炎、出血、心肌炎、

心包炎或脑炎等情况时要警惕，需立即到能收治传染病儿童的专科医院进行评估及住院治疗。

 **长期使用鼻喷激素应对儿童过敏性鼻炎，安全吗**

### （一）孩子的鼻炎能不能根治

过敏体质与遗传有关，所以过敏性鼻炎很难根治，但能控制。儿童过敏性鼻炎需要防治结合，防治原则包括环境控制、药物治疗、免疫治疗和健康教育。鼻炎症状时好时坏的最主要原因是反复接触了过敏原，常见的吸入性过敏原有花粉、尘螨、真菌、动物皮屑、羽毛、室内扬尘等。室外过敏原不能完全避免，但室内过敏原则可以避免。对于经常暴露于室内过敏原的鼻炎儿童，建议采用多方面措施避免接触过敏原。对花粉过敏的儿童，尽量避开致敏花粉播散的高峰期外出，以减少症状发作。

### （二）激素鼻喷会不会影响孩子的生长发育

鼻喷激素是儿童过敏性鼻炎的一线治疗药物，对大多数鼻部症状包括打喷嚏、流涕、鼻痒和鼻塞均有显著改善作用，主要用于中重度儿童过敏性鼻炎。此类药物成分虽然属于激素，但与全身应用（注射或口服）的糖皮质激素不同，鼻喷激素是局部用药，直接作用于鼻腔黏膜，不通过血液循环，一般以微克为单位进行计量使用，作用于全身的量非常少，所以它对全身产生的副作用也微乎其微。

另外，使用鼻喷激素之后，患儿的鼻塞症状得到改善，睡眠质量也随之提高，这样反而有助于患儿的生长发育。需要指出，有少数患儿长期应用鼻喷激素可能会出现鼻腔干燥和鼻出血，这时可配合使用生理盐水冲洗鼻腔，缓解鼻腔干燥，或往鼻中隔涂抹金霉素眼膏控制鼻出血。

### （三）脱敏治疗是什么

脱敏治疗，即免疫治疗，主要为舌下及皮下免疫治疗，具有改变自然病程、控制症状、减少用药、减少哮喘等并发症、预防过敏原种类增加的优点，适用于 5 岁以上的中重度过敏性鼻炎或鼻结膜炎患儿，同时血清过敏原检测尘螨 IgE 升高或皮肤点刺实验尘螨阳性者。标准化脱敏治疗 3 ~ 4 个月后即可见到疗效。相比于皮下注射脱敏，舌下脱敏更方便，在家中就能进行，但脱敏疗效不如皮下脱敏好，有效率达 50%，而皮下注射脱敏有效率可达 80%，且治疗结束后疗效仍然持续存在。当然，若发现舌下脱敏效果不佳，也可随时改为皮下脱敏治疗，但需从起始剂量开始。

## 12 幼儿疱疹性咽峡炎是手足口病吗

### （一）疱疹性咽峡炎是什么

夏秋季节是疱疹性咽峡炎的高发季节。疱疹性咽峡炎传染性较强，尤其是在 6 岁以内学龄前儿童中，主要通过呼吸道飞沫、接触患儿口鼻分泌物等感染。当孩子出现发热、咽痛、流口水时需警惕疱疹性咽峡炎。孩子得了疱疹性咽峡炎家长也莫慌，该病具有自限性，大部分可以自愈。一般来说，发热会持续 2～4 天，家长应注意及时为孩子退热，控制体温。咽部疼痛、疱疹等一般持续 1 周左右，这个时期家长可以给孩子多喝白开水，可以鼓励孩子吃一些有营养又容易消化的流质、半流质食物，如果孩子进食勉强，也可以少食多餐。大部分孩子在症状出现 5 天后，病情开始转好，多数情况下不需要药物治疗。但是对于症状比较严重的患儿，可采用一些清热解毒的药物，或利用抗病毒药物喷剂进行治疗。由于该病毒通过呼吸道传播，建议家长让患儿在家休息，在疱疹消失 1 周后再继续上学，避免传染其他健康的小朋友。

### （二）疱疹性咽峡炎跟手足口病是一回事吗

很多家长都会将手足口病和疱疹性咽峡炎混淆。疱疹性咽峡炎和手足口病最大的区别，就是疱疹性咽峡炎的疱疹仅仅出现在口腔内；而患手足口病的大多数孩子先是口腔内有疱疹，后发展到手、脚、臀等部位出现疱疹。手足口病并发心肌炎、病毒性脑炎等重症的情况更多，所以家长应警惕，要带孩子及时就医。

### （三）如何预防疱疹性咽峡炎

帮助孩子预防疱疹性咽峡炎，需要做到以下几个方面：首先，保持室内清洁，注意通风换气；其次，尽量不要带孩子去商场、超市等人多、密闭的空间；最后，经常给孩子的用品消毒，如水杯、玩具等。

# ⑬ 孩子入园体检发现尿隐血要紧吗

## （一）孩子出现尿隐血，家长第一时间应做什么

近年来，随着尿常规检查在儿童入园体检中越来越普及，越来越多的儿童因为被发现有尿隐血而去医院就诊，那么尿隐血究竟要紧吗？

需要确认我们是否正确地收集了尿液标本送检。收集的尿液应为新鲜尿液，因为放置时间过长，尿液中的细胞会被破坏，所以需要送检一个小时以内的尿液；收集的尿液应是中段尿，以防尿道口的污物影响检查结果；孩子应在正常情况下排出尿液，而非喝很多水后解出的被稀释后的尿液，因为这样的尿液会掩盖病情。

## （二）尿隐血的原因是什么

最常见的原因是血尿，其他原因如溶血引起的血红蛋白尿、肌肉溶解引起的肌红蛋白尿等也会引起尿隐血。所以看到尿隐血并不能马上就诊断血尿，还要做显微镜下的检查，确认尿液中确实有红细胞才可以诊断。

整个泌尿系统包括肾脏、输尿管、膀胱和尿道的异常都有可能会引起血尿，还有血液系统疾病包括出凝血功能异常，如血友病、血小板减少性紫癜、各种原因导致的弥漫性血管内凝血等，也可以引起血尿。学龄前儿童出现血尿较常见的原因为各种原发性和遗传

性肾小球疾病以及尿路感染等。患尿路感染的患儿，以白细胞尿为主，可伴有不同程度的血尿，一般会有尿频、尿急、尿痛等尿路刺激症状；各种肾小球疾病引起血尿的患儿临床表现轻重不一，症状轻的孩子没有任何不适，症状重一点的可能会有浮肿、高血压，更严重的可能会有明显的尿量减少和肾功能的异常，他们的预后也不相同。

### （三）孩子出现血尿家长应关注什么

最后，要告诉所有的家长朋友，对于有血尿的孩子，我们需要更多地关注有无严重肾脏疾病的家族史、孩子有无高血压和蛋白尿、肾功能和泌尿系统超声检查是否正常。如果只是体检发现镜下血尿，绝大多数情况下可能也就是一直只有镜下血尿，不会影响到目前和将来的正常生活，一般每年复诊随访一次就可以了。有严重肾脏疾病特别是有肾功能不全家族史的患者有镜下血尿，建议增加复诊随访的密度，一般每 3 个月复疹一次，以便孩子病情有变化时能及时发现。

总之，不用太担心那些只有镜下血尿的孩子，他们会跟其他孩子一样健康成长。

# 14 孩子晚上老是尿床怎么办

## （一）尿床到底是不是病

孩子读幼儿园了，晚上还尿床，正常吗？这是困扰很多家长的问题。正常儿童在 3～4 岁开始可以在白天自主控制排尿，夜间在膀胱胀满时能自然觉醒。如果 5 岁以上的孩子夜间仍有无意识排尿（尿床），需要考虑是否有遗尿症。

## （二）遗尿症是什么

首先让我们了解一下什么是遗尿症：它是指≥5 岁的儿童平均每周至少有 2 次夜间的不自主排尿，并持续 3 个月以上。

遗尿症为儿科常见病，多见于 10 岁以下儿童，学龄前儿童遗尿症的发病率高达 21.0%～27.8%，学龄儿童为 6.9%～11.2%。遗尿症的病因和发病机制非常复杂，根据病因可分为原发性和继发性。如果孩子尿床是从婴儿期延续而来，从未有过持续 6 个月的不尿床，那么应考虑原发性的遗尿症，特别是有遗尿家族史的孩子，一般是由于生理发育延迟，具体来说，睡眠觉醒障碍、夜间抗利尿激素分泌不足导致的夜间尿量增多或膀胱功能性容量减少是较常见的原因。但是在考虑原发性遗尿症之前，一定先要排除继发性遗尿症，特别是那些之前已有 6 个月或更长时间不尿床后又再次出现尿床的孩子，一定要查找有无神经系统、泌尿系统、内分泌系统或心理问题等。

## （三）应对孩子尿床的方法有哪些

对于已上幼儿园，晚上还要尿床的孩子，家长需要了解孩子是否为新出现的尿床，发生尿床的时间是白天还是晚上，每周发生尿床的次数，夜间的尿量大概有多少，持续尿床有多久了，以及除了尿床以外孩子是否还有其他的不适，如尿频、尿急、尿痛或便秘等，还要了解孩子在幼儿园的生活和学习情况。对于尿床的孩子需要进行尿液检查，必要时做尿培养、泌尿系统超声等检查，明确是原发性还是继发性遗尿症。对于继发性遗尿症患儿，需要首先处理已经明确的导致遗尿的器质性疾病，如泌尿系统感染或畸形、糖尿病、尿崩症等，在排除继发性遗尿后，则需要给孩子具体的生活方式指导，使其养成规律的生活作息习惯，睡前 2 ～ 3 小时不再进食和饮水，并养成良好的排便习惯，保持大便通畅。家长可以在医生的指导下给孩子做每日排尿记录，还可以根据病情需要采用遗尿报警器或药物治疗。

由于家庭、学校环境的改变等影响到孩子的心理，也可以导致遗尿，遗尿本身也会影响孩子的心理健康，造成社交障碍。因为，对于有遗尿的孩子，家长和老师要更应关注其心理状况，让他们能跟其他的孩子一样健康成长。

# 15 肾病非要用激素治疗吗

## （一）为什么治疗肾病要用激素药物

当孩子因为浮肿、少尿就诊，诊断为原发性肾病综合征，医生告诉家长这个疾病需要用到较长时间的激素治疗时，家长的反应往往是：激素的不良反应这么大，非要用激素治疗吗？有其他药物可以代替激素吗？

从目前关于肾病治疗的国际和国内指南来讲，糖皮质激素仍然是治疗原发性肾病综合征的首选药物，当然，如果孩子用激素治疗无效或者是在用激素治疗的过程中不顺利，那么医生也会调整后续的治疗方案。

## （二）糖皮质激素有什么副作用

在接受激素治疗前，先让我们来了解一下糖皮质激素的不良反应，以便更好地防范。长期激素治疗可引起糖、蛋白质和脂肪代谢的紊乱，使患儿出现多毛、满月脸、水牛背、向心性肥胖等外貌上的变化。用药还会影响孩子的身高增长。这些可能都是家长关注的问题。

## （三）在使用激素治疗时，家长应如何配合

考虑到激素的不良反应，医生一定会根据孩子病情好转的情况

尽快减停激素，家长也需要注意一下在用激素治疗过程中肾病儿童的饮食和护理，从而尽可能减少或避免激素的不良反应，帮助孩子更好地康复。

在肾病未缓解期间应选择低盐、优质、低蛋白饮食，每天盐的供应量为每千克体重 0.1 克。优质蛋白包括鱼、瘦肉、蛋、牛奶等，每天蛋白质的供应量为每千克体重 1.5 ～ 2.0 克。在肾病缓解期要控制热卡供应，满足较大剂量激素应用时期增加的食欲。选择全谷类、粗粮类等含膳食纤维丰富的粗粮如燕麦、荞麦、芋薯类等代替部分精细粮食，控制米饭、面条等的摄入，避免食用高糖、高脂食物，如零食、饮料、甜食、含糖量高的水果、油炸食物、肥肉、动物内脏等；增加低热卡、低脂、富含膳食纤维的食物如绿叶蔬菜、冬瓜、黄瓜、丝瓜和薯类食物的供应以产生饱腹感。同时要让孩子参加一些适当的运动，每天保持半小时至一小时在户外空旷区域的非剧烈运动；尽量避免感染，保持皮肤、口腔和外阴的清洁，不去人多的公共场所和空气不流通的密闭空间，如超市、商场等，外出需戴口罩，保持屋内空气的流通，勤洗手和注意饮食卫生。患儿和家庭成员应接种灭活的流感和肺炎球菌疫苗；每周测量孩子体重，每个月测量孩子身高，定期复诊；保证孩子按时服药，不随意减停药物；平时还要多关注孩子的日常情绪和心理健康。

总之，在医生和家长的共同努力下，肾病孩子应用糖皮质激素治疗的不良反应是可控可防的。

# 16 孩子"挤眉弄眼"是抽动症吗

## （一）抽动症是什么病

日常生活中，有的孩子会不自主地皱眉毛、挤眼睛，甚至发出怪声。这些"小动作"和"怪声音"不时地出现，不少家长常常误以为是孩子的恶作剧，甚至打骂孩子。其实，这些症状可能是孩子得了抽动症。

抽动症是由法语演变过来的，原本的意思是"扁虱"，形容抽动症患者会像牛马等动物被扁虱叮咬时那样做出不主、重复性的肌肉收缩抖动动作。抽动的表现有运动性抽动和发声性抽动。运动性抽动常常比发声性抽动早出现数年，但也有极少数儿童先出现发声性抽动。运动性抽动常表现为眨眼、皱眉、咬唇、噘嘴、张口、歪嘴、摇头、耸肩、扭颈、甩手、举手、踢腿、收腹等，随着年龄的增长，还可表现为更精细的动作，如时不时做怪异手势等。发声性抽动的常见表现为干咳、清嗓、吸鼻、尖叫、发出犬吠声、打嗝等，随着年龄的增长，可以逐渐演变成重复性语言、说脏话或无故骂人等发作形式。还有一部分儿童在抽动发作前，身体局部有不适感，如眼睛干涩、身体有压迫感、鼻子痒、身上痒、感觉冷或热、出汗、焦躁等。

### （二）为什么会患抽动症

抽动症是遗传因素、神经生物因素、心理和社会环境因素等在儿童生长发育过程中相互作用的结果。尤其是社会和环境引起的紧张因素，譬如不良的生活事件等，会诱发抽动症。因此，找到并回避诱发抽动的"紧张源"，抽动症状往往会逐渐减轻甚至痊愈。

### （三）孩子得了抽动症怎么办

当家长看到孩子"挤眉弄眼"，首先应该意识到孩子并不是恶作剧，而有可能是患上了抽动症，千万不要打骂孩子。

其次，家长应该对孩子的抽动症状保持镇定，不要让自身情绪影响孩子，更不要反复提醒孩子不要抽动，这样对孩子的主观控制很不利。

再者，家长应该仔细观察容易诱发孩子抽动加重的因素，如看电视、玩手机、剧烈运动、学习压力、睡眠不足、感冒、结膜炎等。

如果孩子的抽动症状持续至少4周以上仍未好转，甚至有加重的倾向，家长可以带孩子到医院寻求专业医生的帮助。

# 17 说话不清楚，要剪舌系带吗

很多幼儿说话不清楚，或者个别音咬字不清，家长认为罪魁祸首是舌系带过短，相信只要延长舌系带，小孩就能清楚地说话，连不会说话的也会说了。实际上真的是这样吗？

## （一）什么是舌系带

与上唇系带、颊系带一样，舌系带其实是一种结缔组织，附着在舌腹中后部，将舌头连在口底且保持一定的活动性。如果连得过多，即附着于舌尖或其稍后的部分，那么舌的活动性就会受到限制，伸舌时由于系带的牵拉，舌尖会出现凹陷，呈"M"或"V"形，有的小孩甚至不能将舌头伸至口外，这就是我们临床上说的"舌系带短"了。除伸舌受限外，舌系带短还会导致舌头不能上抬、后卷，因此，从这个方面来说，舌系带短的确会影响小孩发音，但仅是卷舌音。

## （二）孩子的语言能力和舌系带的关系到底有多大

舌系带短对孩子有什么影响呢，这是家长们最关心的问题。很多小孩三四岁了还不会说话，家长们认为是舌系带短造成的，"剪"开就会说话了。其实这个观点是错误的。小孩会不会说话、说话多少、学说话快慢主要是由大脑发育决定的，当然小孩的听力、家庭环境也会有一定的影响，但舌系带不起任何作用。一个舌系带短的孩子只要其他方面发育正常，到了学说话的年龄是一样能学会说话的，只是由于舌上抬受限，他发卷舌音可能就要差一些了。但这也不是绝对的，临床上有很多小孩尽管舌系带短，但卷舌音也可以发得很清晰，有的大人舌系带正常，卷舌音就是不会发，尤其是说特定方言的人，这是协调性和发音习惯的问题。另外，有很多小孩说话时会将"叔叔"叫成"嘟嘟"，"三"叫成"担"……这都不是舌系带短引起的，只是没有掌握好发音技巧，尤其是齿音，经训练和引导，小孩完全可以改正过来。

　　因此，孩子口齿不清的锅别再甩给小小的舌系带了！情况不明时，应找专业医生咨询，尽快查明孩子说话不清的真正原因，而不是草率地决定剪掉舌系带。

## 18 孩子特别黏人是没有安全感吗

　　经常有家长问"我的孩子好像特别黏人，我在家的时候，时不时就跑到我旁边来捣乱，出门去玩儿，也总是要确认我在不在身边。他是不是缺乏安全感啊？"黏人的孩子是不是就代表了安全感缺乏？

　　心理学家将孩子与带养人之间的依恋关系分为安全型依恋和不安全型依恋。具有安全型依恋的孩子，我们通常会认为，他是具有较充足的安全感的。

## （一）具有安全感的孩子是什么样的

（1）孩子可以自己玩儿，或者和同伴玩儿，看见妈妈在旁边就满意了。

（2）去公共场合玩儿时，孩子跑出去玩儿一会儿会回来找一下妈妈，然后自己接着去玩儿。

（3）孩子伤心哭泣时，只要妈妈抱一抱、哄一哄，很快就不哭了。

轻松、愉悦、自信、乐观又坚强，这是一个充满安全感的孩子的表现。因此，黏人的小朋友可能不是缺乏安全感，反而是具有安全感的体现。

如果带养人和孩子没能建立安全型依恋关系，孩子就可能不黏带养人，看到带养人回家无动于衷，带养人离开时也表现得很冷漠；也有的不安全型依恋的孩子，在看到带养人早晨要离开自己时，哭闹得很厉害，而和带养人在一起时，又会经常生气、闹小脾气。

## （二）如何建立孩子的安全感

（1）不要让孩子有被抛弃的感觉。常有家长开玩笑说"再这样，我就不要你了"，用抛弃来威胁孩子，孩子往往会当真。不管在什么情况下，都要让孩子感受到，爸爸妈妈的心是和他连在一起的，这是给孩子的最重要、最基本的安全感。

（2）不嘲笑孩子。有时候一句嘲笑也会增加孩子的压力。

（3）温柔地拒绝而不是蛮横地控制。当我们温柔且坚定地告诉孩子原则并执行时，孩子会知道必须要这样做，便不会再磨人纠缠。温柔的拒绝比直接打一顿或扛起来扔到一边让他自行反省好得多。

（4）不要将自己的劳累和负面情绪发泄到孩子身上。父母的情绪处理不当，会影响到孩子。父母发火，孩子的本能反应就是害怕，甚至会自责和内疚：我是不是做得不好？爸爸妈妈会不会不爱我了？

（5）帮助孩子融入集体、融入群体。孩子需要有他自己的圈子，我们要帮助孩子与人社交、处理同伴关系、建立自己的朋友圈，并在这个圈子里获得更多的安全感，收获更多的快乐。

## ⑲ 给孩子立规矩，会影响孩子吗

### （一）自由和规矩孰轻孰重

很多父母崇尚"爱和自由"的育儿理念，但在实施过程中产生了困扰。例如：孩子在卖玩具的柜台前躺在地上撒泼打滚；在游乐场抢别人的玩具；不好好吃饭而被奶奶满屋子追着喂；跟钢琴老师讨价还价，斗智斗勇；在书店把书弄了一地却不肯收拾……给孩子自由，是不是意味着不管孩子？如果约束孩子，给孩子立规矩，是不是就意味着没有给他足够的自由，甚至会影响孩子的心理健康和与父母的关系？

事实上，爱和自由不意味着对孩子有求必应、包办孩子的生活、任孩子为所欲为。爱和自由不意味着以孩子为中心，对孩子百依百顺，孩子只要一哭闹，家长立刻乖乖投降，顺从孩子的一切要求。这不是自由，而是娇宠，这样惯出来的孩子会散漫霸道，以自我为中心。而立规矩，也不是简单粗暴地命令孩子："你听我的！我说了算！"更不是用暴力作为惩罚手段。暴力只会在孩子心里埋下恐惧、愤怒的种子，也在无声地告诉孩子一切问题都可以用暴力来解决。合理的规矩很重要。对于孩子的成长来说，规矩起着约束作用，不仅不会影响孩子的心理健康，反而会使孩子得到安全感。

## (二) 立规矩的正确方法

给孩子立规矩时，要简单易懂，让孩子容易遵守。立规矩的时候最好能把孩子不遵守规矩的后果明确告诉他。比如，开始吃饭时就要明确告诉孩子：30分钟吃完，否则端走。吃饭中途，可以提醒他一次，告诉还有多长时间。还可以添加一些额外的条件，比如按时吃完，给点儿奖励；不按时吃完，取消某个游戏。一旦立下规矩，都要遵守。并且所有的规矩，不仅仅是立给孩子的，家长也要严格遵守，以身作则。比如，要让孩子规律进食，家长首先就要在饭桌上举止规范、不挑食、不浪费。孩子的一些不恰当的行为，比如，说狠话（"我要把他打死！"）、咬人打人，更正无数次也不见效，那就"冷处理"。耐心等一段时间，孩子看"观众"反应不强烈，也就索然无味，不再"表演"了。

# 20 孩子不合群，会是自闭症吗

## (一) 自闭症是什么

自闭症是一种以社交困难、兴趣狭窄、行为刻板为特点的神经发育障碍性疾病，往往给家庭带来较大的心理与经济负担。随着国家对自闭症的重视，公众对自闭症也有了一定的了解与关注，有些家长便有了疑惑：我家孩子不合群是不是自闭症？

## (二) 不合群跟自闭症不是一回事

虽然现在自闭症的病因尚未明确，但也有一套明确的诊断标准。一个孩子是不是自闭症，需要进行一系列详细的评估，依据诊断标准来下结论。简言之，不能因为不合群就给孩子扣上自闭症的帽子。

很多疾病都有可能表现为不合群，比如语言发育迟缓、智力障碍、多动症等。因此，不合群并不是自闭症的特有症状。当一个孩子的某些能力低于群体时，可能就难以跟上群体的步伐，显得格格不入。所以不合群，沉浸在自己的世界里等表现可能是疾病的信号，但不代表就是自闭症！

刻板行为也是自闭症的诊断要点之一。自闭症儿童除了存在社交的缺陷，还伴有刻板或重复的动作、强烈的仪式感、狭窄的兴趣、对某个事物强烈依恋，难以被其他事物转移注意力等表现。这里需要注意的是，偶尔出现的反复开关门、转圈圈，是儿童发育过程中可能出现的正常重复性行为，是他们在好奇心的驱动下探索世界。而自闭症儿童常出现的一些特定动作往往是持久且难以被终止的，例如每天出门一定要走相同的路线，路线改变后会无法接受，大哭大闹等。

当前，"电子保姆"的过度使用也可能会让孩子不合群。随着科技的发展，越来越多的孩子过早地接触各种电子设备，如手机、平板电脑、电视等。各种原因下的电子设备频繁使用可能会让儿童从"人际互动"模式向"人机互动"模式转移，对人失去兴趣。2016年美国儿科协会建议：18月龄以下儿童不要接触电子设备，不要暴露在屏幕之下；2岁以上儿童每日使用电子产品的时间不超过1小时，且应由家长全程陪伴，选择高质量的内容并进行有效的互动。

那么孩子不合群怎么办？家长可以考虑改善家庭养育环境，如减少电子产品的使用，提高与孩子的互动频率与质量，同时到专业的医院进一步评估，获取专业意见！

# 21 女孩早发育了吗

## (一) 小花 5 岁就发育了吗

小花 5 岁了，是全家人的掌中宝。这几天妈妈给小花洗澡时突然发现小花的双侧乳房凸出了。妈妈打了个激灵，难道我家的小花早发育了？早发育会导致月经来得早，身高长不高，于是吓得妈妈赶紧预约了小儿内分泌科的医生。

来到医院，听家长讲述了心中的担忧后，医生看到小花胖胖的体型，测量身高为 115 厘米，体重为 30 千克，心里有了初步判断。随即，医生给小花进行了乳房触诊，未触及明显的乳核。为了更进一步排除乳房早发育，医生开单进行双侧乳腺区的检测，看 B 超下是否可以看见乳腺组织的发育。半个小时后，B 超结果显示，没有乳腺组织发育；乳腺区外表面凸出，是堆积的脂肪所致。

随着生活水平的提高，人们的饮食逐渐丰富起来。部分孩子喜欢油炸的高热量食物。部分小孩子对电子产品比较着迷，喜欢看电视、玩儿平板电脑。家长也忙于工作，很难挤出时间给孩子安排适量的户外运动。小朋友偏重和肥胖的比率越来越高。

很多研究表明，肥胖的女孩子较正常体重的女孩子更容易早发育。家长一定要注意，孩子需要饮食均衡、户外运动。若发现乳腺区持续增大、乳腺区疼痛、身高增长快等现象，还是需要到小儿内分泌科进行复查。

## （二）女孩早发育有什么特征

对于女孩来说，早发育的特征是 8 岁前出现持续不消退的乳腺增大，验血会发现性激素水平逐渐升高，伴随子宫、卵巢增大和骨龄增大。从女孩开始性发育，到月经初潮，其实只有 2 年时间。如果月经来得较早，可能对小朋友的心理会带来一定的压力。这是一个可以干预治疗的疾病。希望有女孩的家长们，注意观察女孩的胸脯。若发现乳腺组织增大，需要及时带孩子去医院就诊，以减少早发育带来的负面影响。当然，在平时生活中，还要注意饮食均衡，避免营养过度给孩子带来早发育的问题。

## 22 男孩唇毛和腿毛较重，是早发育了吗

### （一）皓皓 5 岁就长胡子了吗

皓皓今年 5 岁了，妈妈觉得皓皓的唇毛变得明显了，像长了胡子，而且腿毛似乎也较以前更明显了。是不是早发育了呢？带着这个问题，妈妈给皓皓预约了小儿内分泌科的门诊，找医生来判断一下是不是存在早发育。

来到医院，妈妈给医生诉说了自己的担忧。医生首先测量了孩子的身高和体重。和同龄男童相比，皓皓的身高和体重均在平均值，妈妈也说皓皓的身高近期没有增长很快，也没有出现头晕、头痛等

不适，童声没有改变，额头上也没有痘痘。医生给皓皓做体格检查，发现皓皓的睾丸大小是 2 毫升，属于未发育状态，而且会阴部也没有阴毛出现。为进一步排除体内是否有异常的激素导致孩子体毛相对较多，医生给皓皓开了骨龄和性激素检测。

3 天后，皓皓妈妈拿着检测结果来找医生咨询了。医生给妈妈解释道，小朋友的性激素水平很低，骨龄和实际年龄一致，目前还处于未发育的状态。妈妈还是很疑虑，为啥皓皓的唇毛确实比较明显呢？

医生给妈妈解释道，体毛有遗传倾向，如果爸爸妈妈的体毛较重的话，男孩也可能体毛较重，目前不用担心。

### （二）男孩早发育有什么特征

什么是男童的早发育呢？就是男童在 9 岁以前出现性激素水平升高，伴随睾丸增大，骨龄超过实际年龄，生长速度加速等。当体内性激素水平升高后，男孩会阴部会逐渐出现阴毛，并且伴随四肢体毛和唇毛明显增多，男童的声音也会变粗。仅仅只有体毛明显，而没有性早熟的其他征象，不是男童早发育。

家长关注男孩是否有早发育是正确的态度。现实生活中，确实有男童发生了早发育而没有被及时诊断和治疗的情况，但爸爸妈妈一般不会在早期识别男童早发育，以为只有在童声改变了、开始窜个子了才算是男童发育。其实，当童声改变时，孩子性发育已经有一年左右时间了。正确的定义是，男童在 9 岁前出现睾丸增大就是男童早发育。建议有男孩的家长在孩子 9 岁左右，将孩子带到小儿内分泌科进行相应检查。

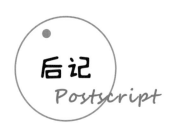

后记
Postscript

　　幼儿的身心发育尚未成熟，需要成人的精心呵护和教育，但不宜过度保护和包办代替，以免剥夺幼儿自主学习的机会，使其养成过于依赖的习惯，影响其主动性、独立性的发展。

　　家长还应尊重幼儿的个体差异，支持和引导他们从原有水平向更高水平发展，切忌用一把"尺子"衡量所有幼儿。此外，儿童的发展是一个整体，家长要注意不同领域、目标之间的渗透和整合，促进幼儿身心的全面发展。

　　最后，希望本书能为广大家长能提供必要的育儿指导，也欢迎读者提出宝贵意见。

余晓丹

2023 年 1 月